疫病论

——五运六气解读新冠肺炎疫病

田合禄　李正富　著

全国百佳图书出版单位

中国中医药出版社

·北 京·

图书在版编目（CIP）数据

疫病论：五运六气解读新冠肺炎疫病 / 田合禄，李
正富著 . —北京：中国中医药出版社，2021.5
ISBN 978-7-5132-6163-0

Ⅰ . ①疫… Ⅱ . ①田… ②李… Ⅲ . ①日冕形病毒—
病毒病—肺炎—运气（中医）—研究 Ⅳ . ① R259.631

中国版本图书馆 CIP 数据核字（2021）第 041626 号

中国中医药出版社出版
北京经济技术开发区科创十三街 31 号院二区 8 号楼
邮政编码　100176
传真　010-64405721
廊坊市祥丰印刷有限公司印刷
各地新华书店经销

开本 710×1000　1/16　印张 12.5　字数 143 千字
2021 年 5 月第 1 版　2021 年 5 月第 1 次印刷
书号　ISBN 978 - 7 - 5132 - 6163 - 0

定价　49.00 元
网址　www.cptcm.com

社 长 热 线　010-64405720
购 书 热 线　010-89535836
维 权 打 假　010-64405753

微信服务号　zgzyycbs
微商城网址　https://kdt.im/LIdUGr
官 方 微 博　http://e.weibo.com/cptcm
天猫旗舰店网址　https://zgzyycbs.tmall.com

如有印装质量问题请与本社出版部联系（010-64405510）

自序

　　2019己亥年岁末的新型冠状病毒肺炎疫病是对中医的历史性大阅兵，有喜有忧。喜的是中医披挂上阵，征战新冠肺炎疫病战果辉煌，忧的是中医出兵混战，乱象丛生，在同一地点、同一时间，不同中医得出不同的结论，或曰寒湿，或曰湿热，或曰温热，或曰湿毒等，与伤寒、温热、湿热混淆不清，不亦痛心乎？怎能让人信服中医？

　　现在医家多将疫病归入温病范围，此举不妥。笔者认为应当把疫病另立门户，创立中医疫病学，把中医外感病分伤寒、温热、湿热、疫病四类。伤寒、温热、湿热三类属于四时正气为病，不传染、不流行；疫病属于非时之气为病，具有传染性、流行性，两者不可混淆。

　　《黄帝内经》原文明确指出，"厥阴司天之政……终之气……其病温厉"。2019己亥年岁末新冠肺炎疫病的发生与五运六气关系密切，属于外感病范畴，应该按照五运六气理论去解读和诊疗。《新型冠状病毒肺炎诊疗方案（试行第七版）》的中医部分，是按照病情轻重运用八纲辨证分析和组方的，没有结合五运六气理论，虽有疗

1

效，但不精准。特别是新冠肺炎疫病初起阶段，少阳相火郁肺在里，外感阴雨寒湿在皮毛之表，是两感疫病，无论是用藿香正气软胶囊（丸、水、口服液，此方太燥，助肺郁火），还是用连花清瘟胶囊（颗粒）、金花清感颗粒、疏风解毒胶囊（颗粒）（此三者过于寒凉，不利于解表部寒湿），都可能造成失治误治，从而转变为危重症。疫病重症期见到的舌苔厚腻之象，肺郁蕴湿是主要矛盾，非初起外感之湿，有感于此，笔者发表论文（见"附录：五运六气解读新型冠状病毒肺炎"）主张从五运六气理论解读新冠肺炎疫病。本书将从五运六气理论全面解读和诊治疫病，切望同仁指教。

滑县田堤口　　　田合禄
庚子年四月初四于北京寓所

内容提要

新型冠状病毒肺炎（Corona Virus Disease 2019，COVID-19，简称新冠肺炎）疫病属于中医五运六气理论研究的范畴。从五运六气角度来看新冠肺炎，其病因首先是 2019 年冬行夏令的暖冬，己未年终之客气的少阳相火犯肺，又有阴雨风寒束表，形成表寒肺热的两感疫病。表寒肺热，肺失宣肃，加以少阳三焦失常，失去通调水道之功能。一是肺郁、三焦失调导致湿邪内蕴，二是肺郁导致脾不运化水液，于是出现胸闷、脘痞、乏力、胃纳减退、腹泻、肢体酸楚、白苔或厚腻苔等临床表现。表寒湿，肺热燥，脾寒湿，肺脾燥湿同病，病机以肺有郁热内伏为主，而不是寒湿直中太阴肺脾，那是只看临床症状及舌象，不知年之所加、不懂气运盛衰得出的结论。本书提出两感疫病和肺郁蕴湿这两个新的疫病病理变化机理，对新冠肺炎疫病的治疗具有积极意义。

凡是疫病，即使是感受毒疠之气，也都属于外感病范围。所以，笔者将中医外感病分为伤寒、温热、湿热、疫病四类，前三类为四时正气为病，不传染、不流行；疫病为非时之气为病，传染流行，但治疗都以驱逐邪气、解毒为第一要义。凡是感受外邪，患者正气必虚，所以要扶正祛邪，但要分清正、邪的轻重缓急及患者体质的虚实寒热。

1

作者简介

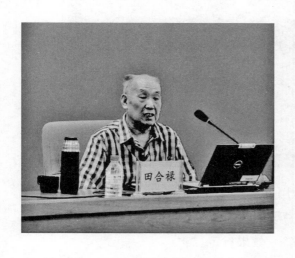

田合禄，执业中医师，"中医太极三部六经体系"创始人，中华中医药学会国际五运六气论坛学术委员会主任委员，中华中医药学会五运六气专家协作组成员，北京中医药大学特聘专家、学科建设带头人，北京针灸学会五运六气专家委员会顾问，长春中医药大学五运六气研究所特聘专家，中医核心基础理论探源工程专家委员会委员，澳大利亚中医五运六气学会名誉会长，曾应邀前往美国、法国、日本、澳大利亚等地讲学。2017年12月，"田合禄传承工作室"于北京中医药大学成立。

田合禄多年潜心研究《黄帝内经》《伤寒论》《脾胃论》，吸纳《周易》太极理论，创建了"中医太极三部六经体系"理论，用于外感、内伤病证临床效果良好。其从事中医临床工作40多年，发表论文40多篇，出版著作20多部，多次获奖。其力作《周易真原》《中医内伤火病学》《中医运气学解秘》《五运六气解读〈伤寒论〉》《五运六气解读〈脾胃论〉》《五运六气解读人体生命》《中医太极三部六经体系——伤寒真原》《中医太极三部六经体系——针灸真原》《内经真原——还原内经原创理论体系》等，深得学术界好评。

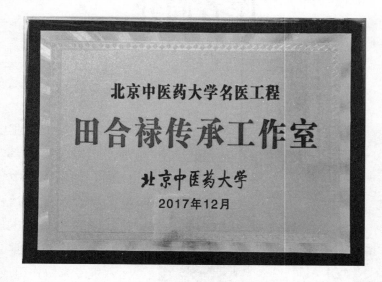

在临床中，田合禄运用五运六气理论结合出生时间，治疗各种疑难杂症，如肺病、冠心病、脑部病、高血压、高血糖、类风湿、皮肤病、肠胃病、妇科病等，效果肯定。

学术成就：①用天文历法全面阐释了《周易》《黄帝内经》。②创建了人体生命先后天双结构理论。③创建了心、肺、脾三本理论。④创建了"中医太极三部六经体系"。⑤提出了对五运六气的创新见解。⑥创建了内伤火病学说。⑦创建了五运六气解读《伤寒论》《脾胃论》理论，以及脾阳虚三联证理论。⑧创建了中医临床五诊法。⑨揭开了目命门及三焦、心包络的实质。⑩还原了《黄帝内经》原创理论体系。⑪统合了医、道、儒、佛原创本源理论。

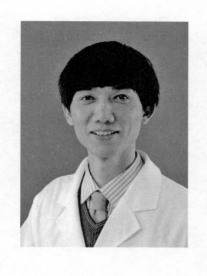

李正富，男，中西医结合副主任医师；先后师从于首届全国名中医、著名风湿病学家范永升和全国著名中医运气学大家田合禄；世界中医药学会联合会风湿病专业委员会第三届理事会常务理事，中国中西医结合学会第七届风湿类疾病专业委员会青年委员，浙江省数理医学学会第一届风湿免疫专业委员会委员，浙江省中西医结合学会第四届风湿病专业委员会常务委员，浙江省中医药学会中医经典与传承研究分会第二届委员会委员；主持科技部子课题1项，参与国家及省部级课题多项，主持浙江省中医药科技计划项目3项，副主编著作2部，以第一作者在国内外核心期刊发表论文30余篇。

李正富擅长运用中医运气理论中西医结合诊治风湿免疫性疾病、结缔组织病相关间质性肺病、慢性肾脏病、慢性皮肤病及各种内科疑难杂病。

自丙申岁立夏正式向田合禄先生拜师以来，李正富精研《黄帝内经》及《伤寒论》等中医经典，揣摩恩师之学术思想，尤其是中医太极三部六经体系。在田师的精心指导下，《田合禄五运六气解读〈伤寒论〉之"太阳之为病"本义及证候诠释》和《田合禄五运六气解读〈伤寒论〉之太阳病分三篇意义》分别发表在《浙江中医药大学学报》和《中华中医药杂志》上，《〈伤寒论〉温病三焦辨治体系探析》发表于《中华中医药杂志》2020年第6期。

目　录

第一章 认识疫病

疫病自古有之，甲骨文有记载。三千多年前的殷商王朝时期，人们对于突发性疬疫已有一定的认知。尤其是群体性突发疫疾，在甲骨文中有所反映，商王武丁时期的两版卜辞，就是关于疫疾的文字记载。位于河南安阳殷墟小屯西地的一个灰坑中，曾发现一块记载商王疑似得了疫疾的牛肩胛骨。卜辞原文是："乍（疫），父乙，妣壬豚，兄乙豚，化口……"意思是疫情突发，为众人御除疬疫举行了一系列祭祀先人的行事。这被研究者视为中国最早的关于疫疾的文字记载[1]。在古代，人们往往用巫术思维认识传染病的起因，认为这些病证是由于恶鬼作祟所致。东汉训诂学家刘熙的《释名》说："疫，役也，言有鬼行役也。"《周礼·春官·占梦》记载："占梦，掌其岁时，观天地之会，辨阴阳之气，以日月星辰占六梦之吉凶……季冬……乃舍萌于四方，以赠恶梦，遂令始难欧（同驱）疫。"郑玄注："疫，疬鬼也。"[2]占梦要以天文为依据，故刘熙释"疫"被归于"释天"，而非"释疾病"分类下，这意味着当时人们就认为，这属于"天行"因素造成的灾异病，不是一般的疾病。周代设立了专职医师管理，《周礼·天官·冢宰·疾医》说："疾医掌养万民之疾病，四时皆有疬疾。"[3]早期文献就有记载疫病形成

---

［1］桂娟、双瑞:《考古发现殷墟甲骨文中已有关于疫疾的记载》,新华网,2020 年 3 月 16 日。

［2］阮元:《十三经注疏·周礼·春官》,中华书局,1991 年,807-808。

［3］阮元:《十三经注疏·周礼·天官》,中华书局,1991 年,667。

的原因，如《礼记·月令》说"孟春……行秋令则其民大疫"，季春"行夏令则民多疾疫"，仲夏"行秋令……民殃于疫"[1]。《吕氏春秋·十二纪》和《淮南子·时则训》也有此类记载，《素问·六元正纪大论》所记载疫病发生原因与以上文献相同，而《素问·刺法论》《素问·本病论》所说三年化疫与以上文献不同。

一、疫病含义

治疗疫病，首先必须了解其含义。

1. 广泛性

《说文解字》说："疫，民皆病也。""皆"字说明疫病具有一定的广泛性。

2. 传染性

晋代葛洪《肘后备急方》说："温疫，转相染着至灭门，延及外人。"《诸病源候论》说："人感乖戾之气而生病，则病气转相染易，乃至灭门，延及外人。"[2]《素问·刺法论》说："五疫之至，皆相染易，无问大小，病状相似。"王聘珍《大戴礼记解诂·盛德》云："疫，病流行也。"这说明疫病是有传染性的。后世医家多有论述，如明代吴又可在《温疫论》中说"时疫能传染于人"，"病偏于一方，延门阖户，众人相同"。[3]清代的熊立品在《瘟疫传症汇编》中说："阖境延门，时气大发，瘟疫盛行，递相传染。"[4]杨栗山《伤寒瘟疫条辨》说："凶年温病流行，所患者众，最能传染人，皆惊恐呼为瘟

---

［1］阮元：《十三经注疏·礼记正义·月令》，中华书局，1991 年，1357-1370。

［2］巢元方：《诸病源候论》，南京中医学院校释，人民卫生出版社，1980 年，355。

［3］浙江省中医研究所评注：《〈温疫论〉评注》，北京：人民卫生出版社，1977，86，196。

［4］熊立品：《瘟疫传证汇编》，卷六，松园先生家塾藏版乾隆二十四年（1759）刊本。

疫。"[1]莫牧士《研经言》说："疫者役也，传染之时，病状相若，如役使也。"[2]叶子雨《增订伤暑全书》谓："疫者，犹徭役之谓，大则一郡一城，小则一村一镇，比户传染……如不传染，便非温疫。"[3]《中医疫病学》将其定义为疫病是一类传染性极强，可造成大面积流行，起病急，危害大，不论性别和年龄，其临床表现相似的疾病的总称[4]。

3. 外感性

一切疫病邪气都是外来的，属于中医外感病的范畴。外感致病因素种类繁多，单一病因致病者少，合气为杂气者多。

二、疫病发展史述要

作为一个文明古国，中国有着悠久的历史，其中就有与疫病的斗争史。祖先给我们留下了在世界范围内独一无二的完整连续的3000年疫病流行记载史[5]；笔者在2006年出版了《疫病早知道》一书[6]，汇集了历代疫病发生的情况，并按干支年份绘有发病地区图；张志斌2007年出版了《中国古代疫病流行年表》[7]。这些宝贵的文化遗产，为我们今天防治疫病提供了宝贵的经验。

从现有文献资料看，《黄帝内经》是第一部总结人类与疫病斗争

---

[1] 杨栗山：《伤寒瘟疫条辨》，福建科学技术出版社，2010年，46。

[2] 莫牧士：《研经言》，卷2，光绪五年（1879年）月河莫氏初刊本。

[3] 叶子雨：《增订伤暑全书》，卷上，见裘吉生《珍本医书集成》第七册，上海科学技术出版社，1986年，17。

[4] 邱模炎等：《中医疫病学》，中国中医药出版社，2004年。

[5] 张剑光：《三千年疫情》，江西高校出版社，1998年。

[6] 田合禄等：《疫病早知道》，山西科学技术出版社，2006年。

[7] 张志斌：《中国古代疫病流行年表》，福建科学技术出版社，2007年。

的医书。书中总结了气候变化异常导致疫病发作的规律，提出了六气致疫的基本原理，阐述了疫病发作的病因病机、治疗原则及部分治疗经验。

到了汉代，疫病发作有 42 次之多[1]。张仲景借鉴《黄帝内经》及其以前医学著作，总结了治疗疫病的经验，写出了我国第一部治疗疫病的不朽临床著作——《伤寒杂病论》。该书理法方药俱全，是一部活人救命之书，其功伟哉。

至魏晋南北朝时期，文献记载有 74 次疫病发生。唐代较大的疫病有 21 次。宋代疫病发生至少 42 次。金元时期有 31 次疫病发作[2]。宋金之际是疫病发作的一个小高峰，出现了刘完素、李东垣等治疫大家。刘完素创寒凉治疫法，李东垣以"气虚阴火"论病机，"内伤热中"辨疫症，"甘温除热"治疫病，创普济消毒饮、补中益气汤等治疫名方。

到了明清时期，我国疫病发生频次增多，出现了不少治疫大家，如吴又可、叶天士、余师愚、吴鞠通、戴天章、杨栗山、刘松峰等，他们多有论著留存于世。

三、疫病发病机理

人为什么会发病？《黄帝内经》认为原因有三虚。

1. 人体少阳三焦相火失调

《素问·评热病论》说："邪之所凑，其气必虚。"《素问·刺法论》说："正气存内，邪不可干。"护卫于体表的主要是阳气，阳

---

[1] 陈业新：《灾害与两汉社会研究》，上海人民出版社，2004 年，57。

[2] 中国中医研究院：《中国疫病史鉴》，中医古籍出版社，2003 年，105、107、116。

气源于少阳三焦相火，少阳三焦相火代心阳行事而卫护于外。《灵枢·本脏》说："三焦膀胱者，腠理毫毛其应。"《伤寒论·辨脉法》说："形冷恶寒者，此三焦伤也。"《脾胃论·五脏之气交变论》说："夫三焦之窍开于喉，出于鼻，鼻乃肺之窍……口乃三焦之用。肺与心合而为言出于口也，此口心之窍，开于舌为体，三焦于肺为用，又不可不知也。"[1] 所以无论是体表受邪，还是口鼻受邪，都是少阳三焦相火不足而阳虚不能卫外所致。张仲景发明桂枝汤——小阳旦汤和小建中汤——大阳旦汤，以补少阳三焦相火不足。

2.《黄帝内经》论三虚

《素问·八正神明论》说："八正者，所以八风之虚邪以时至者也。四时者，所以春秋冬夏之气所在，以时调之也。八正之虚邪，而避之勿犯也。以身之虚，而逢天之虚，两虚相感，其气至骨，入则伤五脏，工候救之，弗能伤也。""燥湿寒暑风雨、阴阳喜怒、饮食居处"等病因邪气，必须与形体之虚相合才能发病，所以《素问·刺法论》说："正气内存，邪不可干。"《素问·评热病论》说："邪之所凑，其气必虚。"《灵枢·口问》说："故邪之所在，皆为不足。"《灵枢·百病始生》也说："风雨寒热不得虚，邪不能独伤人。卒然逢疾风暴雨而不病者，盖无虚，故邪不能独伤人。此必因虚邪之风，与其身形，两虚相得，乃客其形。两实相逢，众人肉坚，其中于虚邪也，因于天时，与其身形，参以虚实，大病乃成，气有定舍，因处为名，上下中外，分为三员。"所以说，正气不足是疾病发生的内在病因，病因当有内外之分。外部病因与内部病因相合，共同作用才能发病。其病名当以邪气所入部位而定，如肺病、肝病、

---

[1] 李东垣：《脾胃论》，文魁、丁国华整理，人民卫生出版社，2005 年，69。

太阳病、阳明病等。所以，《灵枢·八正神明论》说："以身之虚而逢天之虚，两虚相感，其气至骨，入则伤五脏。"进一步阐明了疾病形成的过程，天"虚"，人不虚，不发病；人虚，天不"虚"，不发病；只有天人两虚相合才发病。

《灵枢·岁露论》还深入阐明天虚有年、月、时三虚之分，其谓："黄帝曰：其有卒然暴死暴病者，何也？少师答曰：三虚者，其死暴疾也；得三实者邪不能伤人也。黄帝曰：愿闻三虚。少师曰：乘年之衰，逢月之空，失时之和，因为贼风所伤，是谓三虚。故论不知三虚，工反为粗。帝曰：愿闻三实。少师曰：逢年之盛，遇月之满，得时之和，虽有贼风邪气，不能危之也。"这里明确提出发病的条件是年、月、时三虚，总之离不开四时阴阳，即五运六气的理论。太乙天符年是年虚，朔月是月空，冬行夏令、夏行冬令是时不和。

第二章 《黄帝内经》与疫病

一、《素问·六元正纪大论》六气疫病说

《素问·六元正纪大论》记载，疫病的发生与年代、气候有关系：辰戌之岁，初之气，民乃厉，温病乃作。卯酉之岁，二之气，厉大至，民善暴死；终之气，其病温。寅申之岁，初之气，温病乃起。丑未之岁，二之气，温厉大行，远近咸若。子午之岁，五之气，其病温。巳亥之岁，终之气，其病温厉。

辰戌太阳寒水十年，疫病多发生在初之气（阴历的一至二月），初之气的主气是厥阴风木，客气是少阳相火，春行夏令，风火相值，风助火威，出现高温。然而，司天之气是寒水，水能克火，使风火内郁不得舒畅而发病，是风、火、寒及岁运合为杂气发病，病发三焦、肝、脾、肺。

卯酉阳明燥金十年，疫病多发生在二之气（阴历三至四月）和终之气（阴历十一至十二月），二之气的主气是少阴君火，客气是少阳相火，是臣（少阳相火）临君（少阴君火）位，《素问·六微旨大论》说："臣位君则逆，逆则其病近，其害速。"而且，司天之气是清凉燥气，凉燥外束，二火内郁，是火、燥及岁运合为杂气发病，故致"二之气……厉大至，民善暴死"。终之气的主气是太阳寒水，客气是少阴君火，冬行春夏之令，应寒不寒，"阳气布，候反温"，是寒、火及岁运合为杂气发病，故"民病温"。

寅申少阳相火十年，疫病多发生在初之气（阴历一至二月），初之气的主气是厥阴风木，客气是少阴君火，而且司天之气又是少阳相火，风助二火，是风、火及岁运合为杂气发病，"候乃大温……温病乃起"。

丑未太阴湿土十年，疫病多发生在二之气（阴历三至四月），二之气的主气和客气都是少阴君火，而司天之气是太阴湿土，湿遏火郁，是火、湿及岁运合为杂气发病，疫病作焉。如2003年癸未年，加之癸年火运不及，寒气流行，与司天之气湿气合为寒湿，火郁更甚，郁火发作刑肺，于是非典型性肺炎流行了。

子午少阴君火十年，疫病多发生在五之气（阴历九至十月），五之气的主气是阳明燥金，客气是少阳相火，应凉不凉，且相火被清凉金气所郁，是燥、火及岁运合为杂气发病，郁极而发，温病发作。

巳亥厥阴风木十年，疫病多发生在终之气（阴历十一至十二月），终之气的主气是太阳寒水，客气是少阳相火，冬行夏令，应寒不寒。主气太阳寒水克客气少阳相火，相火被郁，郁极而发，是寒、火及岁运合为杂气发病，温厉大作。

（一）六气疫病的病因病机

辰戌太阳寒水十年，疫病多发生在初之气（阴历一至二月），原因是太阳寒水克少阳相火，相火郁极而发所致。卯酉阳明燥金十年，疫病多发生在二之气（阴历三至四月）和终之气（阴历十一至十二月），其原因是，二之气的君火、相火被清凉金气所郁；终之气的少阴君火被太阳寒水所郁。寅申少阳相火十年，疫病多发生在初之气（阴历一至二月），原因是厥阴风木助君相二火为害。丑未太阴湿土十年，疫病多发生在二之气（阴历三至四月），原因是主客二君火被寒湿所郁。子午少阴君火十年，疫病多发生在五之气（阴历九至十月），原因是少阳相火被清凉金气所郁。巳亥厥阴风木十年，疫病多发生在终之气（阴历十一至十二月），原因是少阳相火被太阳寒水所郁。由此不难看出，疫病的发作原因主要是少阴君火和少阳相火被太阳寒水、阳明燥金、太阴湿土的寒凉湿三气郁遏所致。需要特别注意的是，经文中提出的"历大行"，一种情况是，阳明司天的二之气的主气是少阴君火，客气是少阳相火，属于臣临君位逆的异常变化；另一种情况是，太阴司天的二之气的主客气都是少阴君火，属于"一国两君"的异常变化。如此才导致严重的疫病大流行，并不是所有的"二火"相临都会导致严重后果。如少阴司天之年的三之气是少阴君火加临少阳相火之上，君临臣位为顺，故不言"历大行"。《黄帝内经》记载的这一规律，只适用于六气主客气的加临，若再加临岁运则会改变这一现象。如戊辰年，岁运是火太过，司天是太阳寒水，火能克水，能使寒水不太过。

有人要问，为什么太阳寒水司天、太阴湿土在泉之年的五之气，少阴君火加临阳明燥金之上没有疫病记载呢？笔者认为，这是《素问·至真要大论》所说的"少阴同候"而省略的原因，或为遗漏造成的。这可以从下面的比较看出来。

太阳司天年少阴君火加临阳明燥金的五之气原文是"五之气，阳复化，草乃长乃化乃成，民乃舒"。

少阴司天年少阳相火加临阳明燥金的五之气原文是"五之气，畏火临，暑反至，阳乃化，万物乃生乃长荣，民乃康，其病温"。

请看，太阳司天年五之气的气候内容行文和少阴司天年五之气的气候内容行文是一致的，由此可推知，该年当有疫病发生。

如2003年（癸未年）的气象特点，与《黄帝内经》所讲癸未年的运气特点十分吻合。2003年"寒雨数至"，阳历2月10日（阴历正月初十）河南许昌一带下了罕见暴风雪，2月21日（阴历正月二十一日）华北地区大雪，3月3～5日（阴历二月初一至初三）北方中雪、大雾，3月10日（阴历正月初八）东北及内蒙古自治区、北京等地下暴雪，3月13～15日（阴历二月十一日至十三日）华北中雪，4月8～19日（阴历三月初七至十八日）天山北下暴雪、北方大雪暴雪、南方大雨暴雨，9月26日（阴历九月初一）开始下连阴雨，10月14日（阴历九月十九日）凌晨雷雨大作，10月30日（阴历十月初六）夜雷雨大作，等等。到了冬天，2004年1月23日中央气象台报道，上海出现50年来最低气温 - 5℃；2004年1月26日中央气象台报道，香港出现54年来最冷的冬天。但癸未年毕竟是火运年，火气被寒湿所遏，郁伏于内，郁极而发，又会产生高温天气，如2003年阳历3月29日（阴历二月二十七日），华北气温急速升高到20℃以上，最高地区达30℃，3月30日（阴历二月二十八日），太原高温达24℃，长沙高温达31℃，以华中及其周围为主高温区；7月25日（阴历六月二十六日）前三之气相火内郁，广东发生乙脑，25日之后将近四之气，相火为客气，内郁之火郁发，南方气温高达40℃左右，最高42.5℃，形成旱灾；直到8月14日（阴历七月十七日）气温才开始下降。所以，2003年的"非典"，《黄帝内经》运气理论是这样记载的：丑未之岁，"太阴司天，湿气下临……胸中不利"，"阴专其政，阳气退辟……寒雨数至……民病寒湿……二之气，大火正……其病温厉大行，远近咸若，湿蒸相薄，雨乃时降"，"呼吸气喘"，"咳唾则有血"，"胸中不利，阴痿，气大衰"，"太阴之胜，火气内郁"。"伏明之纪……寒清数举……阳气屈伏……其气郁……邪伤心"。"民病胸中痛，胁支满，两胁痛，膺背肩胛间及两臂内痛……胁下与腰背相引而痛，甚则屈不能伸，髋髀如别……病鹜溏腹满，食饮不下，寒中肠鸣，泄注腹痛"。据报道资料显示，2003 年的"非典"具有典型的外寒湿内火郁的运气病机特点，"非典"患者畏寒症状较为突出，舌苔也以白腻居多，脉数，舌质红或深红、暗红。总之，2003 年"非典"疫病的病因是寒湿火三气为邪，寒湿在卫分、气分，郁火在营分、血分。疫病一开始就是卫营、气血两伤。有资料显示，"非典"疫病血证瘀毒明显，是火伤营血所致。

2019 己亥年的新冠肺炎疫病的病因病机见后文。

（二）发生六气疫病的时间

《素问·六元正纪大论》论述疫病发作的时间多在五之气、终之气、初之气、二之气，即阴历的九月至来年的四月，大概以春分、秋分为界。《伤寒论·伤寒例》即以二分为界划分疫病。

从霜降以后，至春分以前……其冬有非节之暖者，名曰冬温……从春分以后，至秋分节前，天有暴寒者，皆为时行寒疫也。

陈良佐就依据二分创作《二分析义》论疫病[1]。

二、《素问·刺法论》《素问·本病论》五运三年化疫说

《素问·刺法论》和《素问·本病论》提出了五运五疫传染说，其谓："五疫之至，皆相染易，无问大小，病状相似。"并提出了"三年化疫"说。虽然也有六气升降迁正的因素，那也是天干五运刚柔失守造成的。

（一）刚柔失守化五行五疫

《素问·刺法论》认为，"刚柔二干，失守其位……天地迭移，

---

[1] 陈良佐：《二分析义》，见《伤寒瘟疫条辨》，福建科学技术出版社，2010 年，229。

三年化疫"，"假令甲子，刚柔失守，刚未正，柔孤而有亏，时序不令，即音律非从，如此三年，变大疫也"，"甲子孤立者，次三年作土疠"，"又有下位地甲子，辛巳柔不附刚，亦名失守，即地运皆虚，后三年变水疠"，"又或在下地甲子乙未失守者，即乙柔干，即上庚独治之，亦名失守者，即天运孤主之，三年变疠，名曰金疠"，"又或地下甲子，癸亥失守者，即柔失守位也，即上失其刚也，即亦名戊癸不相合德者也，即运与地虚，后三年变疠，即名火疠"。

《素问·本病论》认为，"辰戌之岁……木气升之……金（运）乃抑之……民病温疫"，"巳亥之岁……君火欲升，而中水运抑之……化疫，温疠暖作，赤气彰而化火疫"，"丑未之年少阳升天……水运以至……化成郁疠"，"寅申之岁，少阴降地……水运承之，降而不下……赤风化疫"，"辰戌之岁，少阳降地……水运承之，降而不下……赤风化疫"，"太阳不迁正……民病温疠"，"少阴不退位，即温生于春冬"，"少阳不退位……冬温"，"太阳不退位……温疠晚发"。

（二）三年化疫

笔者在 2007 年出版的《医易生命科学》讲到了三年化疫说，引用于下。

1. 三年化土疫

《素问·本病论》认为，"假令甲子阳年，土运太窒，如癸亥天数有余者，年虽交得甲子，厥阴犹尚治天……木既胜而金还复，金既复而少阴如至，即木胜如火而金复微，如此则甲己失守，后三年化成土疫"。

还说：巳亥之岁，君火升天，主窒天蓬，胜之不前。又厥阴未迁正，则少阴未得升天，水运以至其中者。君火欲升，而中水运抑之，升之不前，即清寒复作，冷生旦暮。民病伏阳，而内生烦热，心神惊悸，寒热间作；日久成郁，即暴热乃至，赤风瞳翳，化疫，温疠暖作，赤气彰而化火疫，皆烦而躁渴，渴甚，治之以泄之可止。

厥阴不退位，即大风早举，时雨不降，湿令不化，民病温疫，疵废风生，民病皆肢节痛，头目痛，伏热内烦，咽喉干引饮。少阴不迁正，即冷气不退，春冷后寒，暄暖不时。民病寒热，四肢烦痛，腰脊强直。木气虽有余，而位不过于君火也。

巳亥之岁，阳明降地；主窒地彤，胜而不入。又或遇太阳未退位，即阳明未得降，即火运以至。火运承之不下，即天清而肃，赤气乃彰，暄热反作。民皆昏倦，夜卧不安，咽干引饮，懊热内烦，天清朝暮，暄还复作。久而不降，伏之化郁，天清薄寒，远生白气。民病掉眩，手足直而不仁，两胁作痛，满目䀮䀮。

少阳不退位，即热生于春，暑乃后化，冬温不冻，流水不冰，蛰虫出见，民病少气，寒热更作，便血上热，小腹坚满，小便赤沃，甚则血溢。

阳明不迁正，则暑化于前，肃杀于后，草木反荣。民病寒热鼽嚏，皮毛折，爪甲枯焦，甚则喘嗽息高，悲伤不乐。热化乃布，燥化未令，即清劲未行，肺金复病。

假令甲子阳年，土运太窒，如癸亥天数有余者，年虽交得甲子，厥阴犹尚治天，地已迁正，阳明在泉，去岁少阳以作右间，即厥阴之地阳明，故不相和奉者也。癸巳相会，土运太过，虚反受木胜，故非太过也，何以言土运太过，况黄钟不应太窒，木既胜而金还复，金既复而少阴如至，即木胜如火而金复微，如此则甲己失守，后三年化成土疫，晚至丁卯，早至丙寅，土疫至也，大小善恶，推其天地，详乎太乙。

又只如甲子年，如甲至子而合，应交司而治天，即下己卯未迁正，而戊寅少阳未退位者，亦甲己下有合也，即土运非太过，而木乃乘虚而胜土也，金次又行复胜之，即反邪化也。阴阳天地殊异尔，故其大小善恶，一如天地之法旨也。

《素问·刺法论》说："假令甲子，刚柔失守，刚未正，柔孤而有亏，时序不令，即音律非从，如此三年，变大疫也。详其微甚，察其浅深，欲至而可刺，刺之，当先补肾俞，次三日，可刺足太阴之所注。又有下位己卯不至，而甲子孤立者，次三年作土疠，其法补泻，一如甲子同法也。其刺已毕，又不须夜行及远行，令七日洁，清净斋戒。所有自来肾有久病者，可以寅时面向南，净神不乱思，闭气不息七遍，以引颈咽气顺之，如咽甚硬物，如此七遍后，饵舌下津令无数。"

根据以上内容，可做图 2-1。

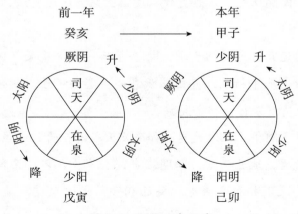

图 2-1　甲子三年化疫

甲子为太过阳年，虽然得交司天位，但上一年司天的癸亥厥阴之气还在司天没有退位。然而少阴司天年的在泉之气阳明已就位在泉。上一年癸亥厥阴司天年的在泉之气少阳相火已退位到右间，出现了癸亥厥阴司天和己卯阳明在泉的形势，下己和上癸相会，土运虽太过，因失其位，土虚反受木克，故不得算阳年甲运太过，而且六律的黄钟（太宫）不应太窒，木既胜土，则燥金之气来复，金既来报复而少阴司天之气忽至，则木胜助火反来克金，故金之复气必微，如此则甲己失守，其后三年当化成土疫（病位在脾），甚则快到丙寅年，微则慢到丁卯年，土疫就发生，至于其病发生的大小轻重程度，则要看发病之年司天在泉的气数盛衰以及北斗（太乙）所指之月份而定。所以，《素问·刺法论》说："假令甲子，刚柔失守，刚未正，柔孤而有亏，时序不令，即音律非从，如此三年，变大疫也。"意思是说，甲子的前一年癸亥年是厥阴风木司天，厥阴木气强"犹尚治天"，会有金气来复制木，而这时少阴君火来了可以制金而制木力量减弱，故"金复微"小，如此"甲己失守"，"癸巳相会，土运太过，（土）虚反受木胜"，即土受前一年"犹尚治天"厥阴木气之制而化为"土疫"，所化之疫五行属性为前一年"犹尚治天"厥阴木气所胜之土气。这种疫病是在五行克制之间发生的，与《素问·六元正气大论》所说的非时之气——杂气所导致的疫病完全不同。

2. 三年化水疫

《素问·本病论》说："假令丙寅阳年太过，如乙丑天数有余者，虽交得丙寅，太阴尚治天也，地已迁正，厥阴司地，去岁太阳以作右间，即天太阴而地厥阴，故地不奉天化也。乙辛相会，水运太虚，反受土胜，故非太过，即太簇之管，太羽不应，土胜而雨化，水复即风，此者丙辛失守其会，后三年化成水疫，晚至己巳，早至戊辰，甚即速，微即徐，水疫至也，大小善恶，推其天地数，乃太乙游宫。

又只如丙寅年，丙至寅且合，应交司而治天，即辛巳未得迁正，而庚辰太阳未退位者，亦丙辛不合德也，即水运亦小虚而小胜，或有复，后三年化疠，名曰水疠。"

还说：丑未之年，少阳升天，主窒天蓬，胜之不前。又或遇太阴未迁正者，即少阳未升天也，水运以至者。升天不前，即寒雾反布，凛冽如冬，水复涸，冰再结，暄暖乍作，冷复布之，寒暄不时。民病伏阳在内，烦热生中，心神惊骇，寒热间争。以成久郁，即暴热乃生，赤风气瞳翳，化成疫疠，乃化作伏热内烦，痹而生厥，甚则血溢。

太阴不退位，而取寒暑不时，埃昏布作，湿令不去，民病四肢少力，食饮不下，泄注淋满，足胫寒，阴痿，闭塞，失溺小便数。

少阳不迁正，即炎灼弗令，苗莠不荣，酷暑于秋，肃杀晚至，霜露不时，民病痁疟骨热，心悸惊骇，甚时血溢。

丑未之岁，厥阴降地，主窒地晶，胜而不前。又或遇少阴未退位，即厥阴未降下，金运以至中。金运承之，降之未下，抑之变郁，木欲降下，金运承之，降而不下，苍埃远见，白气承之，风举埃昏，清燥行杀，霜露复下，肃杀布令。久而不降，抑之化郁，即作风燥相伏，暄而反清，草木萌动，杀霜乃下，蛰虫未见，惧清伤脏。

《素问·刺法论》说：

假令丙寅，刚柔失守，上刚干失守，下柔不可独主之，中水运非太过，不可执法而定之，布天有余，而失守上正，天地不合，即律吕音异，如此即天运失序，后三年变疫。详其微甚，差有大小，徐至即后三年至，甚即首三年至，当先补心俞，次五日，可刺肾之所入。又有下位地甲子，辛巳柔不附刚，亦名失守，即地运皆虚，后三年变水疠，即刺法皆如此矣。其刺如毕，慎其大喜欲情于中，如不忌，即其气复散也，令静七日，心欲实，令少思。

根据以上内容，可做图2-2。

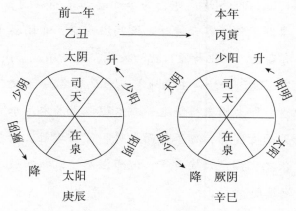

图2-2 丙寅年三年化疫

意思是说，丙寅太过的阳年前一年是乙丑年，太阴司天之气强"犹尚治天"，而在泉的厥阴（辛巳）已经迁正，辛之水运不及，乙辛相会，水运太虚，反受土胜，即土克水，于是导致三年化成水疫。所化之疫的五行属性为前一年"犹尚治天"之土气所胜之水气。

3. 三年化金疫

《素问·本病论》说：

卯酉之年，太阳升天，主窒天芮（土星别名），胜之不前。又遇阳明未迁正者，即太阳未升天也，土运以至。水欲升天，土寒热瓩嚏，皮毛折，爪甲枯焦，甚则喘嗽息高，悲伤不乐。热化乃布，燥化未令，即清劲未行，肺金复病。太阳不迁正，即冬清反寒，易令于春，杀霜在前，寒冰于后，阳光复治，凛冽不作，霡云待时。民病温疠至，喉闭溢干，烦躁而渴，喘息而有音也。寒化待燥，犹治天气，过失序，与民作灾。

阳明不退位，即春生清冷，草木晚荣，寒热间作，民病呕吐暴注，食饮不下，大便干燥，四肢不举，目瞑掉眩。

太阳不迁正，即冬清反寒，易令于春，杀霜在前，寒冰于后，阳光复治，凛冽不作，雾云待时。民病温疬至，喉闭嗌干，烦躁而渴，喘息而有音也。寒化待燥，犹治天气，过失序，与民作灾。

卯酉之岁，太阴降地，主窒地苍（木星别名），胜之不入。又或少阴未退位者，即太阴未得降也，或木运以至。木运承之，降而不下，即黄云见而青霞彰，郁蒸作而大风，雾翳埃胜，折损乃作。久而不降也，伏之化郁，天埃黄气，地布湿蒸，民病四肢不举，昏眩肢节痛，腹满填臆。

少阴不退位，即温生春冬，蛰虫早至，草木发生，民病膈热咽干，血溢惊骇，小便赤涩，丹瘤疹疮疡留毒。

太阴不迁正，即云雨失令，万物枯焦，当生不发。民病手足肢节肿满，大腹水肿，填臆不食，飧泄胁满，四肢不举。雨化欲令，热犹治之，温煦于气，亢而不泽。

假令庚辰阳年太过，如己卯天数有余者，虽交得庚辰年也，阳明犹尚治天，地已迁正，太阴司地，去岁少阴以作右间，即天阳明而地太阴也，故地下奉天也。乙己相会，金运太虚，反受火胜，故非太过也，即姑洗之管，太商不应，火胜热化，水复寒刑，此乙庚失守，其后三年化成金疫也，速至壬午，徐至癸未，金疫至也，大小善恶，推本年天数及太乙也。

又只如庚辰，如庚至辰，且应交司而治天，即下乙未未得迁正者，即地甲午少阴未退位者，且乙庚不合德也，即下乙未，干失刚，亦金运小虚也，有小胜或无复，后三年化疬，名曰金疬，其状如金疫也，治法如前。

《素问·刺法论》说：

假令庚辰，刚柔失守，上位失守，下位无合，乙庚金运，故非相招，布天未退，中运胜来，上下相错，谓之失守，姑洗林钟，商音不应也，如此则天运化易，三年变大疫。详其天数，差有微甚，微即微，三年至，甚即甚，三年至，当先补肝俞，次三日，可刺肺之所行。刺毕，可静神七日，慎勿大怒，怒必真气却散之。又或在下地甲子乙来失守者，即乙柔干，即上庚独治之，亦名失守者，即天运孤主之，三年变疠，名曰金疠，其至待时也，详其地数之等差，亦推其微甚，可知迟速尔。诸位乙庚失守，刺法同，肝欲平，即勿怒。

根据以上内容，可做图 2-3。

意思是说，庚辰金运太过，前一年己卯年阳明司天金气强"犹尚治天"不退位，乙己相会，金运太虚，反受火胜，火克金，于是三年化成金疫。

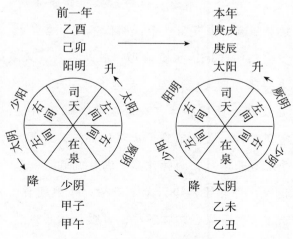

图 2-3　庚辰年三年化疫

19

庚辰为太过阳年，虽然得交司天位，但上一年司天的己卯阳明之气还在司天没有退位。然而太阳司天年的在泉之气太阴已就位在泉。上一年己卯阳明司天年的在泉之气少阴君火已退位到右间，出现了己卯阳明司天和乙未太阴在泉的形势，下乙和上己相会，金运不及而虚，反受火克，所以三年化成金疫。

4.三年化木疫

《素问·本病论》说：

巳亥之岁，君火升天，主窒天蓬，胜之不前。又厥阴未迁正，则少阴未得升天，水运以至其中者。君火欲升，而中水运抑之，升之不前，即清寒复作，冷生旦暮。民病伏阳，而内生烦热，心神惊悸，寒热间作；日久成郁，即暴热乃至，赤风肿翳，化疫，温疠暖作，赤气彰而化火疫，皆烦而躁渴，渴甚治之，以泄之可止。

厥阴不退位，即大风早举，时雨不降，湿令不化，民病温疫，疵废风生，民病皆肢节痛，头目痛，伏热内烦，咽喉干引饮。

少阴不迁正，即冷气不退，春冷后寒，暄暖不时。民病寒热，四肢烦痛，腰脊强直。木气虽有余，而位不过于君火也。

巳亥之岁，阳明降地；主窒地彤，胜而不入。又或遇太阳未退位，即阳明未得降，即火运以至。火运承之不下，即天清而肃，赤气乃彰，暄热反作。民皆昏倦，夜卧不安，咽干引饮，懊热内烦，天清朝暮，暄还复作。久而不降，伏之化郁，天清薄寒，远生白气。民病掉眩，手足直而不仁，两胁作痛，满目晄晄。

阳明不退位，即春生清冷，草木晚荣，寒热间作，民病呕吐暴注，食饮不下，大便干燥，四肢不举，目瞑掉眩。

太阳不迁正，即冬清反寒，易令于春，杀霜在前，寒冰于后，阳光复治，凛冽不作，雾云待时。民病温疠至，喉闭嗌干，烦躁而渴，喘息而有音也。寒化待燥，犹治天气，过失序，与民作灾。

假令壬午阳年太过，如辛巳天数有余者，虽交得壬午年也，厥阴犹尚治天，地已迁正，阳明在泉，去岁丙申少阳以作右间，即天厥阴而地阳明，故地不奉天者也。丁辛相合会，木运太虚，反受金胜，鼓非太过也，即蕤宾之管，太角不应。金行燥胜，火化热复，甚即速，微即徐，疫至大小善恶，推疫至之年天数及太乙。又只如壬至午，且应交司而治之，即下丁酉未得迁正者，即地下丙申少阳未得退位者，见丁壬不合德也，即丁柔干失刚，亦木运小虚也，有小胜小复。后三年化疠，名曰木疠，其状如风疫，法治如前。

《素问·刺法论》说：

假令壬午，刚柔失守，上壬未迁正，下丁独然，即虽阳年，亏及不同，上下失守，相招其有期，差之微甚，各有其数也，律吕二角，失而不和，同音有日，微甚如见，三年大疫，当刺脾之俞，次三日，可刺肝之所出也。刺毕，静神七日，勿大醉歌乐，其气复散，又勿饱食，勿食生物，欲令脾实，气无滞饱，无久坐，食无太酸，无食一切生物，宜甘宜淡。又或地下甲子、丁酉失守其位，未得中司，即气不当位，下不与壬奉合者，亦名失守，非名合德，故柔不附刚，即地运不合，三年变疠，其刺法一如木疫之法。

根据以上内容，可做图2-4。

意思是说，壬午年木运太过，而前一年辛巳年厥阴风木司天气强不退位"犹尚治天"，即天厥阴而地阳明，故地不奉天者也。丁辛相合会，木运太虚，反受金胜，金克木，于是三年化成木疫。

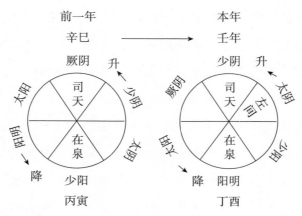

图 2-4 壬午年三年化疫

壬午为太过阳年，虽然得交司天位，但上一年司天的辛巳厥阴之气还在司天没有退位。然而少阴司天年的在泉之气阳明已就位在泉。上一年辛巳厥阴司天年的在泉之气少阳相火已退位到右间，出现了辛巳厥阴司天和丁酉阳明在泉的形势，在泉不奉司天，下丁和上辛相会，木运太虚，反受金克，所以三年化成木疫。

5. 三年化火疫

《素问·本病论》说：

丑未之年，少阳升天，主窒天蓬，胜之不前。又或遇太阴未迁正者，即少阳未升天也，水运以至者。升天不前，即寒雾反布，凛冽如冬，水复涸，冰再结，暄暖乍作，冷复布之，寒暄不时。民病伏阳在内，烦热生中，心神惊骇，寒热间争。以成久郁，即暴热乃生，赤风气瞳翳，化成疫疠，乃化作伏热内烦，痹而生厥，甚则血溢。

太阴不退位，而取寒暑不时，埃昏布作，湿令不去，民病四肢少力，食饮不下，泄注淋满，足胫寒，阴痿，闭塞，失溺小便数。

少阳不迁正，即炎灼弗令，苗莠不荣，酷暑于秋，肃杀晚至，霜露不时。民病痱疟骨热，心悸惊骇，甚时血溢。

丑未之岁，厥阴降地，主窒地晶，胜而不前。又或遇少阴未退位，即厥阴未降下，金运以至中。金运承之，降之未下，抑之变郁，木欲降下，金运承之，降而不下，苍埃远见，白气承之，风举埃昏，清燥行杀，霜露复下，肃杀布令。久而不降，抑之化郁，即作风燥相伏，暄而反清，草木萌动，杀霜乃下，蛰虫未见，惧清伤脏。

厥阴不退位，即大风早举，时雨不降，湿令不化，民病温疫，疵废风生，民病皆肢节痛，头目痛，伏热内烦，咽喉干引饮。

少阴不迁正，即冷气不退，春冷后寒，暄暖不时。民病寒热，四肢烦痛，腰脊强直。木气虽有余，而位不过于君火也。

假令戊申阳年太过，如丁未天数太过者，虽交得戊申年也，太阴犹尚治天，地已迁正，厥阴在泉，去岁壬戌太阳以退位作右间，即天丁未，地癸亥，故地不奉天化也。丁癸相会，火运太虚，反受水胜，故非太过也，即夷则之管，上太徵不应，此戊癸失守其会，后三年化疫也，速至庚戌，大小善恶，推疫至之年天数及太乙。又只如戊申，如戊至申，且应交司而治天，即下癸亥未得迁正者，即地下壬戌太阳未退位者，见戊癸未合德也，即下癸柔干失刚，见火运小虚也，有小胜或无复也，后三年化疬，名曰火疬也，治法如前。

《素问·刺法论》说：

假令戊申，刚柔失守，戊癸虽火运，阳年不太过也，上失其刚，柔地独主，其气不正，故有邪干，迭移其位，差有浅深，欲至将合，音律先同，如此天运失时，三年之中，火疫至矣，当刺肺之俞。刺毕，静神七日，勿大悲伤也，悲伤即肺动，而其气复散也，人欲实肺者，要在息气也。又或地下甲子、癸亥失守者，即柔失守位也，即上失其刚也，即亦名戊癸不相合德者也，即运与地虚，后三年变疬，即名火疬。

根据以上内容，可做图2-5。

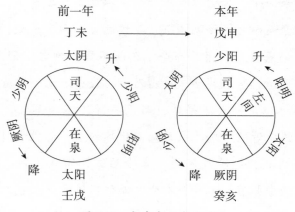

图2-5 戊申年三年化疫

意思是说，戊申年火运太过，前一年丁未年太阴司天土强"犹尚治天"不退位，即天丁未，地癸亥，故地不奉天化也。丁癸相会，火运太虚，反受水胜，水克火，于是三年化成火疫。

戊申为太过阳年，虽然得交司天位，但上一年司天的丁未太阴之气还在司天没有退位。然而少阳司天年的在泉之气厥阴已就位在泉。上一年丁未太阴司天年的在泉之气太阳寒水已退位到右间，出现了丁未太阴司天和癸亥厥阴在泉的形势，在泉不奉司天化气，下癸和上丁相会，火运太虚，反受水克，天运失时，三年之中，火疫至矣。

《素问·刺法论》说这木疫、火疫、土疫、金疫、水疫五种疫病，"只归五行而统之"。可知与《素问·六元正纪大论》以春分、秋分所论疫病完全不一样，《素问·刺法论》重五运，《素问·六元正纪大论》重六气，不得混为一谈。

6. 五疫成因

苏颖教授说：根据《素问·本病》论述，甲子年，本为土运太过之年份，因土运太过，而上一年癸亥年厥阴之气尚存，而导致土气虚弱，被木气所胜，导致甲己失守，故三年后变生为土疫。丙寅年，本为水运太过之年份，由于前一年乙丑年司天的太阴土气尚有存留之气，导致水运太虚，反被土气所胜，最终三年后被克之水气化生为水疫。庚辰年，本为金运太过年份，前一年己卯年，阳明燥金之气有存留余气，存留的阳明金气司天，乙己相会导致金运太虚，反被火气所胜，三年后最终化生为金疫。壬午年，本为木运太过之年，其前一年为辛巳年，厥阴风木之气尚司天不退位，丁辛相合，导致木运太虚，反被金运所胜，最终三年之后发生木疫。戊申年，本为火运太过之年，其前一年丁未年，太阴湿土之气司天不退位，丁癸相会，导致火运太虚，反被水运所胜，最终三年之后化生为火疫[1]。

7. 五疫五行属性的三种情况

苏颖教授说：从《黄帝内经》原文，不难发现三年化疫规律：三年化疫根源之一在于太过之年的上一年的司天之气尚有存留之余气，与三年化疫密不可分。三年所化的疫气五行属性，主要情况有三种。

一是上一年"犹尚治天"的司天之气五行属性所胜之气的五行属性，即是所发之疫五行属性，如甲子、丙寅年。

二是与"犹尚治天"之气的五行属性相同的相应五行之疫，如

---

[1] 苏颖：《黄帝内经三年化疫理论五疫成因规律探求》，载《长春中医药大学学报》第32卷，第五期，第13463页，2016年10月。

庚辰、壬午年。

三是与"犹尚治天"之六气五行属性相近之气，所胜之气之五行属性，即为三年化疫所成之疫的五行属性。如戊申年，前一年是丁未年，太阴湿土司天，太阳寒水与太阴湿土常合而为邪，太阳寒水胜火运之气，故发为火疫[1]。

8. 气郁化疫

《素问·本病论》说，气的升降失常导致气郁，极易发生疫疠之病。如："失之迭位者，谓虽得正岁（当位之岁），未得正位之司（司天、在泉不当位），即四时不节，即生大疫。"谓：

君火欲升，而中水运抑之，升之不前……日久成郁……化疫、温疠……

太阴升天……中木运抑之，升天不前……日久成郁……化疫也……

少阳升天……升天不前……以久成郁……化成疫疠……

君火欲降，水运承之，降而不下……伏之化郁……赤风化疫……

太阳不迁正……民病温疠……

厥阴不退位……民病温疫……

巳亥之岁……日久成郁，即暴热乃至，赤风瞳翳，化疫，温疠……

子午之岁……久而伏郁，即黄埃化疫也……

丑未之岁……以久成郁，即暴热乃生，赤风气肿翳，化成

---

[1] 苏颖：《黄帝内经三年化疫理论五疫成因规律探求》，载《长春中医药大学学报》第32卷，第五期，第13463页，2016年10月。

疫疠……

至此我们可以知道，《素问·本病论》《素问·刺法论》说的五行发生的五疫病，没有指出疫病发生的地区，是因为这五运太过之年要等到后三年才化成疫病，如《素问·刺法论》说："天运失序，后三年变疫。"而五运太过之年的后三年都是五运不及之年，如：

司天太过年后三年

丙戌丁亥戊子己丑庚寅

庚辰辛巳壬午癸未

庚戌辛亥壬子癸丑

庚子辛丑壬寅癸卯

庚寅辛卯壬辰癸巳甲午

庚申辛酉壬戌癸亥

加着重点的是疫病多发年。根据《黄帝内经》三年化疫说，其起始年是丙戌、庚辰、庚戌、庚寅、庚申、庚子等，其发生多在火运不足的癸年。中运是寒水太过年和燥金太过年，即寒凉太过之年；气是辰戌寒水司天、湿土在泉，寅申相火司天、厥阴风木在泉及子午君火司天、阳明在泉。一般发生在第三年，甚则提前一年，或延后一年。总之，寒热水火不调是根源。

（三）五疫的病位

《素问·本病论》提出火疫、水疫、木疫、金疫、土疫五疫之说。金疫的病位在肺，水疫的病位在肾，木疫的病位在肝，火疫的病位在心，土疫的病位在脾。

（四）气郁生五疫

综合上述可以看出，五疫病的发生原因都是气郁，所以《黄帝内经》特别重视对气郁的治疗。《素问·刺法论》说："升降不前，气交有变，即暴郁。"又说"升之不前"，木、火、土、金、木"欲发郁，亦须待时"。木、火、土、金、水"降而不下，抑之郁发"。《素问·六元正纪大论》说："郁极乃发，待时而作。"并指出郁气发作之前，必有先兆，而且发有兼作。所谓"待时而作"，指或发于本气旺之时，或发于所生之令，或发于所胜之令，或发无时，总之是对郁气发作有利之时，分述于下。

1. 土郁、金郁，发于主时

《素问·六元正纪大论》说，土郁"其乃发也，以其四气"，金郁"怫乃发也，其气五"。因为太阴湿土主四之气，阳明燥金主五之气。

2. **火郁发于所生之时**

《素问·六元正纪大论》说，火郁"其乃发也，其气四"。火生湿土，湿土主时于四之气，夏秋之交，乃暑令热极之时，也可谓发于火旺时，但不是火气主时者。

3. **水郁发于所胜之时**

《素问·六元正纪大论》说："水郁之发……而乃发也，其气二火前后。"少阴君火主二之气，少阳相火主三之气，水克火，故曰发于所胜之时。

4. **木郁发作无时**

《素问·六元正纪大论》说："木郁之发……而乃发也，其气无常。"因为风性动，风气之起没有定候，所以其发作也无定期。

郁气发作为什么不一样？怎样识别？《素问·六元正纪大论》认为是因为"五常之气"，有"太过不及"，所以"其发异也"。其发作"太过者暴，不及者徐，暴者为病甚，徐者为病持……太过者其数成，不及者其数生，土常以生也"。

三、疫病发生的地区

疫病发生的地区，《黄帝内经》也有明确的论述，如"灾一宫""灾三宫""灾五宫""灾九宫""灾七宫"等，这是以洛书九宫分九野的方法来划分灾区的。如2003年的"非典"，癸为火运不及年，"灾九宫"，广州、香港正是在南方的九宫内，与之相冲的是北方的北京。2019己亥年的新冠肺炎疫病，己为土运不及，"灾五宫"，武汉属于五宫内。

四、疫病的治疗原则

在疫病的治疗方面，《黄帝内经》强调"审查病机，无失气宜"，要"先立其年，以明其气"，"治病者，必明六化分治"。清代治疫病专家余霖在《疫疹一得》中说："治时病不知运气，如涉海问津，诚哉言也！"又说："运气之说，《内经》言之详也。夫人在气交之中，与天地相为流通，苟不立其年以明其气，临病施治之际，乌乎以用补泻之药哉？"[1]由此可知运气学说在治疗时病中的重要作用了。清代名医石寿棠在《医原》中说："天地与人，同一理也。""人禀天地之气以生，即感天地之气以病，亦必法天地之气以治。"

---

[1] 余霖:《疫疹一得》，江苏科学技术出版社，1985年，2。

第三章　2019 己亥年的疫病

笔者在 2006 年出版的《疫病早知道——五运六气大预测》一书中，对 3000 年来的疫病做了汇总研究，颇多感悟。因此对 2019 己亥年终之气暴发的新冠肺炎略陈管见，探析如下。

《医学入门》说："疫疾如有鬼厉相似，故曰疫疠，又曰时气。春应暖而反清，夏应热而反凉，秋应凉而反大热，冬应寒而反大温，非其时而有其气，凡感之者，即发头疼身痛寒热，一方长幼病皆相似……经曰：疫气不拘于诊，更当于运气求之。"说明疫病应该用五运六气理论来指导诊治。

一、《黄帝内经》确定己亥年终之气有温疫

《素问·六元正纪大论》说己亥年"终之气，畏火司令，阳乃大化，蛰虫出见，流水不冰，地气大发，草乃生，人乃舒，其病温厉"，明确肯定己亥年终之气（农历的十一月、十二月）会发生"温厉"疫病，是当时的主气客气与地域地气杂合形成的，与三年化疫没有关系。

前贤论疫病有四种分法：《素问·六元正纪大论》讲的疫病与《素问·刺法论》《素问·本病论》讲的疫病不是一回事，《素问·六元正纪大论》讲的是五之气、终之气、初之气、二之气之间发生的疫病，即《伤寒论·伤寒例》所说从秋分到春分之前发生的冬温杂气疫病，《素问·刺法论》《素问·本病论》讲的是单纯的木疫、火

疫、土疫、金疫、水疫五运五行疫病，发生在岁运不及年份。

第一，以卯酉春分、秋分二分分之。《素问·六元正纪大论》从五之气到二之气的秋分后到春分前发生冬温疫病。《伤寒论·伤寒例》谓"从霜降以后，至春分以前……其冬有非节之暖者，名曰冬温。从春分以后，至秋分节前，天有暴寒者，皆为时行寒疫也。"俞根初则将寒疫细分为"春分后夹厉风而发""秋分前夹秽湿而发"。何秀山按：此"寒疫多发于四、五、六、七四个月"。[1]

第二，吴坤安《伤寒指掌》按照四时上下半年阴阳两仪分之，"春应暖而反寒，夏应热而反凉，感此非时之寒为寒疫……秋应凉而反热，冬宜寒而反温，感此非时之暖为温疫"。[2]这个温疫，与《伤寒论·伤寒例》的冬温同一性质，不同时间，不如叫冬温好，有时间、有病性，冬天名温疫，时间性混乱了。吴坤安又说："疫疠当分天时寒、暄、燥、湿，病者虚、实、劳、役，因证制宜，不可执泥。若久旱天时多燥，热疫流行，宜清火解毒，忌用燥剂。天久淫雨，湿令大行，脾土受伤，民多寒疫，或兼泻痢，宜渗湿和脾，忌用润剂。"

以上两种分法都是寒伤阳、热伤阴的分法。

第三，以寒、热亢盛分之。《素问·刺法论》《素问·本病论》以五行亢盛所克名木疫、火疫、土疫、金疫、水疫等疫病。陈左良《二分析义》说："热疫之病……大都起于春分后，而尤甚于四、五、六月间，一交秋分，天气渐凉，热疫自泯矣。"[3]余霖《疫疹一得》

［1］俞根初著、徐荣斋重订：《重订通俗伤寒论》，上海卫生出版社，1957年，231。

［2］吴坤安著、何廉臣重订、张爱军点校：《感症宝筏》，福建科学技术出版社，2004年，315。

［3］陈良佐：《二分析义》，见《伤寒瘟疫条辨》，福建科学技术出版社，2010年，235。

说："乾隆戊子年，吾邑疫疹流行……五、六月间，又少阴君火，加以少阳相火……予因运气，而悟疫症乃胃受外来之淫热……"[1]

第四，疠毒疫病。明代吴又可在《温疫论》提出"戾气""异气"疫病说，谓"温疫之为病，非风非寒非暑非湿，乃天地间别有一种异气所感"，"时疫感天地之戾气"，"疫者，感天地之疠气，在岁有多寡，在方隅有厚薄，在四时有盛衰，此气之来也，无论老少强弱，触之者即病，邪自口鼻而入"[2]。杨栗山《伤寒瘟疫条辨》称作"荒旱潦疵疠烟瘴之毒气"[3]。吴坤安《伤寒指掌》邵仙根评称作"天气不正之气，恶毒瘴疠，合病气口，气交结互蒸，人受其气，由口鼻吸入，直中中道，流布三焦"而发疫病，《伤寒论·伤寒例》的寒疫、冬温皆是"四时之常疫，即湿温岚瘴时气之证"，只有喻嘉言所言"毒疠天行瘟疫之病"才是真"瘟疫"大病[4]。

因为风寒暑湿燥火是天道的常气，或为主气，或为客气，即《素问·六元正纪大论》所言主客气加临所造成的疫病，《伤寒瘟疫条辨》说是"天地之常气……常气者，风寒暑湿燥火，天地四时错行之六气也"，何廉臣说："春应温而反寒，夏应热而反凉，感此非时之寒为寒疫。秋应凉而反热，冬应寒而反温，感此非时之暖为温疫。此皆四时之常疫也。"[5]即《伤寒论·伤寒例》所说冬温、寒疫是天道非时之气。而吴又可、杨栗山所说"荒旱潦疵疠烟瘴之毒

---

[1] 余霖：《疫疹一得》，江苏科学技术出版社，1985年，27。

[2] 吴又可著、曹东义校注：《温疫论译注》，中医古籍出版社，2004年，序、90、1。

[3] 杨栗山著、王致谱点校：《伤寒瘟疫条辨》，福建科学技术出版社，2010年，33。

[4] 吴坤安著、何廉臣重订、张爱军点校：《感症宝筏》，福建科学技术出版社，2004年，311。

[5] 俞根初著、徐荣斋重订：《重订通俗伤寒论》，上海卫生出版社，1957年，231。

气""死尸"等乃地道某一地区的非时之气，甚至连何廉臣说的"每在亢旱酷热之时，猝然大雨狂风，凡山中阴毒之渟水，住家阴沟之污水，均被狂雨之大水，冲入江河，诸凡淘米洗菜，煮饭煽茶，饮之食者，无一不沾染其毒"，都属地道某一地区的非时之毒气[1]。而患病不仅在于天道的错行六气，以及地道的非时之毒气，更在于个体人的体质条件。如《伤寒瘟疫条辨·杂气所伤不同辨》说："夫所谓杂气，虽曰天地之气，实由方土之气也，盖其气从地而起，有是气即有是病，比如天地生万物，亦由方土之产也。但植物借雨露而滋生，动物赖饮食而颐养，盖先有是气，然后有是物。推而广之，有无限之气，因有无限之物也。但二五之精未免生克制化，是以万物各有宜忌，宜者益而忌者损，损者制也，故万物各有所制，如猫制鼠、鼠制象之类。既知以物制物，即知以气制物矣。以气制物者，如蟹得雾则死，枣得雾则枯之类，此有形之气，动植物皆为所制也。至于无形之气，偏中于动物者，如猪瘟、羊瘟、牛马瘟，岂但人温而已哉。然猪病而羊不病，牛病而马不病，人病而禽兽不病，究其所伤不同，因其气各异也，知其气各异，故谓之杂气。夫物者气之化也，气者物之变也。物即是气，气即是物，知气可以制物，则知物之可以制气矣。夫物之可以制气者，药物也，如蜒蚰解蜈蚣之毒，山甲补蚁瘘之溃，此受物气之为病，是以物之气制物之气，犹或可测，至于受无形之杂气为病，莫知何物之能制矣。惟其不知何物之能制，故勉用汗、吐、下、和四法以决之耳。噫！果知以物制气，一病止用一药，又何烦用四法、君臣佐使品味加减、分量轻重之劳，

---

[1] 俞根初著，徐荣斋重订：《重订通俗伤寒论》，上海卫生出版社，1957年，203。

并用方投证不投证、见效不见效、生死反掌之苦哉。"[1]

（一）给"疫"正名

名字很重要，名正才能言顺，所以要先给"疫"正名。现在医家都将"疫病"纳入温病范畴，笔者认为不妥。疫病既不属于伤寒体系，因有寒疫，也不属于温病体系，因有温疫，应该自成"疫病"体系，是中医外感病第四大体系。人们总是将中医外感病分为伤寒、温热、湿热三大类，还应该将"疫病"加进去，即伤寒、温热、湿热、疫病四大类。晋代葛洪《肘后备急方》将伤寒、温病、疫病分开，"伤寒、时行（温病，包括温热、湿热）、温疫，三名同一种（同为外感病），而本源小异（病因不同）"。

一切外感病的传入途径不外两种，一是从表部皮毛传入皮、肉、脉、筋、骨五体，然后入脏腑；二是从口鼻直接进入呼吸系统和消化系统。总之，是与外部接触的部位，这些部位是对外开放的门户，吴又可说："诸窍乃人身之户牖也，邪自窍而入。"其病因，一是天气，称为天行；一是地气，如瘴岚旱涝雨湿或尸毒之气等；一是饮食之物。其实西医学所说的病原体——细菌、病毒等，也都是在天地之气所形成的环境中生成的，西医认为发生传染病的直接原因是病原体，所以治疗传染病以杀灭病原体为手段。中医认为发生传染病的根本原因是生成病原体的内外环境，所以治疗传染病以改变内外环境为第一要义。

1. 杂气疫病

《礼记·月令》说孟春"行秋令则其民大疫"，季春"行夏令则民多疾疫"，仲夏"行秋令……民殃于疫"。《吕氏春秋·十二纪》说

---

[1] 杨栗山著，王致谱点校：《伤寒瘟疫条辨》，福建科学技术出版社，2010年，44。

"孟春……行秋令则民大疫"，"季春……行夏令则民多疾疫"，"仲夏……行秋令……民殃于疫"，"仲冬……行春令……民多疾疠"[1]。《淮南子·时则训》说"孟春……行秋令则其民大疫"，"季春……行夏令则民多疾疫"，"仲夏……行秋令……民殃于疫"[2]。以上三家论疫多发生在春、夏、冬三季，没有秋。《素问·六元正纪大论》所记载疫病多发生在五之气至二之气之间，即在深秋、冬、春及初夏。纵观之，长夏、初秋没有。张仲景《伤寒论·伤寒例》将这些疫病概括为"冬温"和"寒疫"两类。《伤寒论·伤寒例》说："从霜降以后，至春分以前……其冬有非节之暖者，名曰冬温。冬温之毒，与伤寒大异，冬温复有先后，更相重沓，亦有轻重，为治不同，证如后章……从春分以后，至秋分节前，天有暴寒者，皆为时行寒疫也。"冬温，既有主气太阳寒水，又有风火客气；寒疫，既有主气夏天的火热，又有寒燥客气；最少是六气中的两种气相合为病，如加上岁运之气，乃三气合病，属于天气，古称"天行病"，还有地气之旱涝疵疠瘴岚尸毒非时之气等。总之，都属于非时之气，不是春温、夏热、秋燥、冬寒四时正常主气，可泛称为客气。如己亥年终之气的主气是太阳寒水，客气是少阳相火，岁运是湿土不及，至少是寒、火、湿三气综合为病，还有当时阴雨寒湿外感之气，四气合病。故明代吴又可有"杂气"温疫之名。吴又可在《温疫论》中明确指出："温疫之为病，非风、非寒、非暑、非湿（笔者按：即非单一的风、寒、暑、湿、燥、火），乃天地间别有一种异气所感"，"疫者，感天地之疠气"，所谓"异气""疠气"，又称"杂气"[3]，是杂气温疫。清

---

［1］吕不韦：《吕氏春秋》，上海古籍出版社，1990年，11-80。

［2］刘安：《淮南子》，上海古籍出版社，1990年，49-52。

［3］吴又可：《温疫论译注》，曹东义校注，中医古籍出版社，2004年，序。

代杨栗山《伤寒瘟疫条辨》补充杂气还有"疵疠旱涝之毒气"。清代吴鞠通在《温病条辨》中说"疫者，疠气流行，多兼秽浊"[1]。不是单纯的六气或五运造成，吴又可在《温疫论·杂气论》说"非五运六气所印定者"，但又离不开五运六气。吴又可强调的是地气的瘴岚雾露旱涝尸毒疵疠之气，轻天气之六气与岁运之气，吴又可在《温疫论·论气所伤不同》说："所谓杂气者，虽曰天地之气，实由方土之气也。盖其气从地而起，有是气则有是病，比如所言天地生万物，然亦由方土之产也。"确实如此，疫病的发生总是有地域性，若论其根本原因，当属于日月星辰天体运行合力投射所致，因为某地的旱涝瘴岚雾露之气所形成的环境都是日月星辰天体运行造成的，这在《素问·八正神明论》《灵枢·岁露》等篇都有阐述，读者阅之自明。

按照张仲景《伤寒论·伤寒例》冬温、寒疫的说法，从秋分后到春分前，主气是寒凉的时间段，遇到非时之风火热所发疫病，名为冬温。笔者认为冬温这个病名比较合适，因为有时间性及病性，时间在冬天，病性是热。寒疫的时间在夏天，病性是寒。若将冬温名"温热疫"，容易与陈良佐《二分析义》中夏季发的"热疫"相混[2]；若名"寒疫"，容易与《伤寒论·伤寒例》的夏有暴寒所致"寒疫"相混。何况《素问·刺法论》和《素问·本病论》有木疫、火疫、土疫、金疫、水疫五疫之称，归入伤寒、温病范围之内都不合适。凡是《礼记·月令》《素问·六元正纪大论》《吕氏春秋》《淮南子》直接称发生"疫病"的年份，不得称《素问·刺法论》《素

［1］吴鞠通：《温病条辨》，人民卫生出版社，1972年，12。

［2］陈良佐：《二分析义》，见《伤寒瘟疫条辨》，福建科学技术出版社，2010年，235。

问·本病论》的五疫，反之也一样，不得混淆。所以笔者认为，还是遵照《礼记·月令》《素问·六元正纪大论》《吕氏春秋》《淮南子》直接称"疫病"较好。疫病的特点是具有传染性和流行性，而伤寒、温热、湿热三类外感病是四时正常主气为病，不具备传染性和流行性。《素问·刺法论》《素问·本病论》的五疫，乃四时正常主气的太过和不及为病，也非四时正常主气。疫病有寒有热，绝不能纳入温病范围之内。伤寒、温热、湿热、疫病四类疾病的相同点是都属于外感病范围，都具有时间性、地域性，治疗都是以驱逐邪气为第一要义，用药最好是用当地主岁时药物。吴又可在《温疫论·论气所伤不同》说："夫物者气之化也，气者物之变也。气即是物，物即是气。知气可以制物，则知物之可以制气矣。夫物之可以制气者，药物也……能知以物制气，一病只有一药，药到病已，不烦君臣佐使，品味加减之劳矣。"吴又可指出，一种疫病只使用一种药物治疗，专病专药。笔者将外感病概括如下。

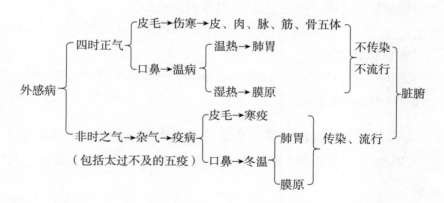

伤寒包括寒、燥、湿三气，所以伤寒病初起用麻黄汤、杏苏散、麻黄加术汤治疗。温热包括风、热、火三气，所以温热病初起用银翘散、大小白虎汤、黄连阿胶汤治疗。湿热病初起用麻杏苡甘汤、三仁汤治疗。疫病包括冬温、寒疫及五行五疫，冬温有冬行风、热、火之分，寒疫有夏行寒、燥之分，都是寒热湿痰瘀错杂，五疫有木疫、火疫、土疫、金疫、水疫之分，治疗各不相同，辨证分别行事。

2. 杂气疫病简史

杂气疫病始于《黄帝内经》，杂气包括主气、客气及岁运等。

张仲景《伤寒论·伤寒例》以春分、秋分二分论寒疫、冬温之法，也是杂气疫病，明代吴又可《温疫论》开始明确以"杂气"论疫病。清代医家陈良佐继承之而著《二分析义》一书，但将《伤寒论·伤寒例》夏时非时之"寒疫"改为时令太过之"热疫"，将冬时非时之"冬温"改为时令太过之"寒疫"，注意不得混淆。其后杨栗山《伤寒瘟疫条辨》继承其说。杨栗山谓"杂气由口鼻入三焦，怫郁内炽，温病之所由来也"。"温病得天地之杂气，邪毒入内，由血分而发出气分。杂气伏郁血分为温病所处之源"。"论杂气伏郁血分，为温病所从出之源，变证之总"。其发展脉络如下。

《黄帝内经》杂气
《伤寒例》二分法杂气 ⎫ 陈良佐《二分析义》→ 杨栗山《伤寒瘟疫条辨》
吴又可《温疫论》杂气 ⎭

《二分析义》讲的热疫、寒疫是四时常气——四时正气太过疫病，《伤寒论·伤寒例》讲的寒疫、冬温是四时异气——非时之气疫病。

杂气疫病，简称疫病，是具有传染性和流行性的外感病，与伤寒、温热、湿热三类外感病治法大异。

（二）疫病病因

疫病的发生，以天道的气与运为主，己亥年终之气主气是太阳寒水，客气是少阳相火，岁运湿气。其次是地道地域的地气——旱涝瘴岚雾露疵疠等气，如根据武汉当时气候特点分析：11月份中下旬之前，长时间的气候温热干旱，骤然遇到强冷空气，即暴寒；其后，12月1日出现第1例肺炎患者，此后逐渐增多，疫病发生情况与气候条件相吻合。12月中上旬气候温热，为少见暖冬，后气温下降，尤其是12月下旬以后，降雨增多，1月份气温高而湿度大，气候凸显阴冷湿寒特点。再是个人体质。

发病要看三因。

第一，因天，感天气之六气，分主气六气和客气六气，不论是主气六气，还是客气六气，都属天之常气。

第二，因地，地气则包括四时主气和"荒旱涝疵疠毒气"，不同于天气。所谓杂气者，天气和地气混杂也。

第三，因人，发病的关键是个人体质的差异，所以有人病，有人不病，病也有轻重。

这就是说，疫病的发生，非时加临之气（冬暖）是主导者，属于天气，各地相同，谓之"天行"，但决定因素是地域旱涝阴雨寒湿雾露——地气，还有个人体质，即所谓因时、因地、因人之三因也。

2019己亥年岁末主气太阳寒水，客气少阳相火，太阳寒水胜于少阳相火则见寒包火，又有时寒雨湿，而见外寒肺热的寒包火两感疫病，属于张仲景《伤寒例》冬温范畴，因冬行少阳相火令，可名寒湿火疫两感病，既不能说成寒湿疫，更不能说是木疫。若少阳相火胜于太阳寒水则见冬不藏精证。

（三）疫病病机

张伯礼院士说[1]：病因是疫疠之气（笔者按：病因不全），部位在肺，病名肺瘟（笔者按：病名不准，没有时间性，应以张仲景《伤寒例》名冬温，时间在冬天，病性属火热）。

病机特点是"湿，毒，热，虚"，湿毒袭肺（笔者按：首先是冬行夏令的少阳三焦相火客气犯肺郁肺，肺郁蕴湿，不是外湿袭肺），素体脾胃及阳气虚弱者易感（笔者按：岁运不及则脾虚）。早期症状除发热、咳嗽、乏力外，还有其他表现，包括腹泻、呕吐、皮疹、眼结膜炎、头昏、疼痛等。分型如下。

湿毒郁肺证：临床表现为发热，以低热为常见，大多身热不扬，干咳，痰少，咽喉不利，乏力倦怠，纳差，舌质多暗或边尖稍红，苔厚腻，脉濡数。

湿热蕴毒证：临床表现为高热，喘憋气促，动则气短，痰少，或伴咯血，口渴不欲饮水，乏力倦怠，纳差，或伴腹胀、便秘，舌暗红或红，苔黄腻，脉滑数。

疫毒闭肺证：临床表现为身热不退，或往来寒热，咳嗽痰少，或有黄痰，腹胀便秘，胸闷气促，咳嗽喘憋，动则气喘，舌质红，苔黄腻或黄燥，脉滑数。（笔者按：湿毒明确，疫毒具体指什么没有说明）

邪热壅肺证：临床表现为发热，口渴不欲饮，胸闷，咽干少痰，纳差，大便不畅或便溏，舌边尖红，苔黄，脉浮数。（笔者按：既然是湿毒郁肺，那邪热哪里来？）

---

[1] 张伯礼等：《中西医结合治疗新型冠状病毒肺炎 34 例临床研究》，网络首发时间：2020-02-18。网络首发地址：http://kns.cnkinct/kcms/dctail/11.2166.R.20200217.1502.004.html

内闭外脱证：临床表现为呼吸困难，动辄气喘或需要辅助通气，伴神昏，烦躁，汗出肢冷，舌质紫暗，苔厚腻或燥，脉浮大无根。（笔者按：前四个证型是感受同一种病邪的不同发展阶段，还是四个感受不同邪气的独立体系？）

这与2020年3月3日国家卫健委、国家中医药管理局印发的《新型冠状病毒肺炎诊疗方案（试行第七版）》（下文简称"第七版诊疗方案"）[1]的中医方案有很大差别，"第七版诊疗方案"的分型是以"寒湿郁肺"为主。

轻型：寒湿郁肺、湿热蕴肺。

普通型：湿毒郁肺、寒湿阻肺。

重型：疫毒闭肺、气血两燔。

危重型：内闭外脱。

"第七版诊疗方案"有仝小林院士制定的"清肺排毒汤"［麻黄9g、炙甘草6g、杏仁9g、生石膏15～30g（先煎）、桂枝9g、泽泻9g、猪苓9g、白术9g、茯苓15g、柴胡16g、黄芩6g、姜半夏9g、生姜9g、紫菀9g、款冬花9g、射干9g、细辛6g、生山药12g、枳实6g、陈皮6g、藿香9g］（笔者按：既然是寒湿郁肺，为什么要清肺热），有黄璐琦院士制定的"化湿败毒方"[2]［生麻黄6g、杏仁9g、生石膏15g、甘草3g、藿香10g（后下）、厚朴10g、苍术15g、草果10g、法半夏9g、茯苓15g、生大黄5g（后下）、黄芪10g、葶苈子10g、赤芍10g］。

［1］国家卫生健康委员会.新型冠状病毒肺炎治疗方案（试行第七版）.[EB/OL].[2020-03-04]. http：//www.nhc.gov.cn/yzygj/s7653p/202003/46c9294a7dfe4cef80dc7f5912eb1989/files/ce3e69458 32a438eaae415350a8ce964.pdf.

［2］付丽丽：《科技日报》，2020-3-21，及"第七版诊疗方案"。

　　这些方子基本是在脏腑经络辨证和八纲辨证指导下制定的，没有考虑到五运六气方面的因素。

　　最大的差别是寒湿郁肺、阻肺。寒湿疫是仝小林院士的观点，制定了"清肺排毒汤"[1]。三位院士在同一时间、同一地点治疗新冠肺炎疫病，得出的结论不尽相同，或以"湿热"为主，或以"寒湿"为主，或以"湿毒"为主。用药有很大差别，"寒湿"要用温燥的药，如藿香正气丸、达原饮等，"温热"要用辛凉润的药，如银翘散、桑菊饮、大小白虎汤、清燥救肺汤等，这反映出他们的知识水平有差异。由于他们诊治的重症型、危重型患者多，所以他们看到的大都是湿象，对初起疫病客气少阳相火郁肺看到的少。其实新冠肺炎疫病初起，属于两感疫病，当以客气少阳相火郁肺为主，伴以阴雨寒湿伤皮毛的表证，应该有温邪犯肺的初起症状，这在笔者发表的《五运六气解读新型冠状病毒肺炎》一文中讲到了[2]。

　　就国家出台的《新型冠状病毒肺炎诊疗方案（试行第七版）》中的中医方案而言，有值得商榷之处。首先从新冠肺炎疫病初起来说，先是天气冬行夏令，客气是少阳相火犯肺，后是阴雨寒湿伤表。而观察用药，一是用藿香正气软胶囊（丸、水、口服液）解表化湿、理气和中，对相火郁肺不利；二是用连花清瘟胶囊（颗粒）、金花清感颗粒、疏风解毒胶囊清热解毒寒凉药，对外感寒湿不利。

　　在临床治疗期，就清肺排毒汤来说，既然确定病位在肺而清肺

　　[1]仝小林等：从"寒湿疫"角度探讨新型冠状病毒肺炎（COVID-19）的中医药防治策略，网络首发时间：2020-02-19，网络首发地址：http://kns.cnkinct/kcms/dctail/11.2166.R.20200217.2034.006.html

　　[2]田合禄、李正富：五运六气解读新型冠状病毒肺炎[J]，浙江中医药大学学报2020年3月第44卷第3期，1-5。2020年2月19日浙江中医药大学学报网络首发论文。

排毒，方剂中就不该用下焦药五苓散；就"寒湿郁肺"证来说，既然确定病位在肺，方剂中就不该用治疗膜原的达原饮主药槟榔、厚朴、草果；就"湿热蕴肺"证来说，既然确定病位在肺，方剂中就不该用治疗膜原的达原饮；就"湿毒郁肺"证来说，从描述症状来看，是湿热病偏于热，而证名却强调"湿毒"；就"寒湿阻肺"证来说，既然确定病位在肺，而用药却以治疗中焦的平胃散、二陈汤、达原饮为基础方，为什么不用麻黄加术汤直接治肺为主？这里的"寒湿阻肺"与"寒湿郁肺"区别在哪里？"疫毒闭肺"的"疫毒"指什么？与"湿毒""寒湿"怎么区分？

人们常说方证相应，其实病因的盘踞部位与方剂的治疗部位更应该相应，如"寒湿郁肺""寒湿阻肺""湿热蕴肺""湿毒郁肺""疫毒闭肺"等病因的盘踞部位在"肺"，那么方剂的治疗部位也应该是肺，不应该是中下焦。

有人将这次的新冠肺炎名为寒湿疫，不妥。根据《伤寒例》的定义，寒湿是冬天四时正气不会造成疫病，即使发生疫病，其传染性也不会太剧烈严重，只有冬天的非时之气——客气少阳相火才能造成剧烈严重的冬温疫病。

对这次新冠肺炎疫病来说，广东省创制的"肺炎1号方"（最后命名为"透解祛瘟颗粒"）比国家出台的"第七版诊疗方案"要好，好在哪里呢？

第一，确定新冠肺炎疫病的病因属于五运六气范围，是冬行夏令的少阳相火造成的暖冬形成的。

第二，根据《温疫论》将病因确定为"异气"。

第三，定性新冠肺炎疫病为"温热疫"。

第四，指出发病时间在冬春交季之际。

第五，指出"温热疫毒"从口鼻而入，"首先犯肺"，即病因盘踞于肺。

第六，指出温热疫毒犯肺的临床症状在中医肺脾范围，有发热，畏寒，干咳，咽痛明显，可伴有疲乏、纳差、头晕、恶心、呕吐，舌红，苔黄，脉数。一是相火犯肺，肺部火燥，伤阴伤气，气阴两伤；二是素体脾虚，又有土运不及，形成肺脾同病。于是得出"核心病机温疫犯肺，气阴两虚"，"中医治则透热解毒，益气养阴"。

据此创制"肺炎1号方"，方药有连翘、山慈菇、金银花、黄芩、柴胡、前胡、青蒿、蝉蜕、川贝母、玄参、乌梅、土鳖虫、苍术、黄芪、太子参、茯苓、鸡内金。用山慈菇、连翘清解疫毒、化痰散结，为君药；柴胡、前胡、青蒿、蝉蜕透热于外，金银花、黄芩清上焦肺卫之热，苍术芳香避秽，共为臣药；乌梅生津润肺、敛肺防喘，黄芪、太子参益气养阴，茯苓、鸡内金健脾助运，川贝母、玄参清化痰热，共为佐药；土鳖虫理气通络，为使药。理法方药一以贯之，病因盘踞部位与方药治疗部位一致，可为典范。

如果说新冠肺炎疫病是外感湿热，就更没有道理了。众所周知，湿热病发于夏秋之交季节，虽然武汉处于湿热地带，但季节不对。如果是外感火热，火热是夏天之气，不在冬天。

从五运六气理论来说，己亥年终之气的客气是少阳三焦相火犯肺，火郁于肺，怎么能有寒湿郁肺、阻肺呢？如果说寒湿伤表在肺之皮毛是可以的，但不可能郁于肺脏，因为肺脏有相火内郁。正因为有相火郁肺，所以干咳、乏力。即便有湿，也是到了中期——重型期，肺部间质发生病理改变，三焦和肺不通调水道，水液停聚产生的湿，不是一开始就有湿邪犯肺。

《素问·六元正纪大论》说己亥年厥阴司天"终之气，畏火司令，阳乃大化，蛰虫出见，流水不冰，地气大发，草乃生，人乃舒，其病温厉"，"终之气"给出时间在冬天，"温厉"是对病性少阳相火的阐释，不能称温病，称冬温较为合适。《素问·至真要大论》说："岁少阳在泉，火淫所胜，则焰明郊野，寒热更至。民病注泄赤白，少腹痛溺赤，甚则血便。"所谓"寒热更至"，寒热指主气太阳寒水和客气少阳相火。张景岳注："少阳相火在泉，已亥岁也。所谓毒者，凡五行暴烈之气，各有所化，故火在地中，则寒毒之物不生，火气制金，则味辛之物应之。"相火在泉反侮太阳寒水，故"焰明郊野，寒热更至"，"寒毒"不生，相火克肺金，相火犯肺，少阳三焦主腠理，故病位在肺间质腠理，出现干咳、胸闷、呼吸困难、不发热或低热，肺焦枯纤维化。少阳寒中、岁运土不及，故有腹泻（注泄）、食欲不振、肌肉酸痛、乏力等症状。

冬行夏令少阳相火是这次发生新冠肺炎疫病的根本原因，可是人们在治疗时根本不考虑这个因素。因为不懂五运六气，没有"先立其年，以明其气"的概念，所以看不到少阳相火之象（客气，即天气），只依据当地雨湿气候（地气）以及舌苔腻象而定名为寒湿疫病、湿毒疫病，又多用芳香辛燥温法，不妥。

2019年冬温病以气、运为本，从口鼻而入（从鼻入在肺，候在喉，亲上，病胸头。从口入胃，候在咽，亲下，病腹腿。见《素问·太阴阳明论》。以横膈膜分之。"太阴阳明"证有二：一是肺胃合病，邪犯其肺，顺传于胃；二是脾胃合病，或湿热，脾中湿浊与胃中热结；或寒湿，脾胃寒则蕴湿），以肺胃病变为中心，尤以肺为核心，肺主表里，少阳三焦相火首先犯肺，火以炎上烁肺为主。

客气相火属于温热之邪，温热邪气首先犯肺卫，在肺卫不解，则顺传于胃结于里。不顺传胃腑，或逆入于营，或逆传心包。相火为少阳三焦的本气，由口鼻吸入，必流布三焦，最多闭结。在上焦有肺卫与心营之分，尚未传入心包。逆传心包，则见神昏谵语，扰心神则昏，在心脏者谵语，非痰迷心窍，即瘀塞心脏血脉之道。流布三焦，热之所过，血为之凝瘀，其邪愈深，其热愈结。三焦伤，不通调水道则多痰饮。

少阳三焦通行元气，通调水道，与心包络相表里，所以疫毒流布三焦，一伤元气乏力，二伤水道成痰饮结聚，三成瘀阻，营卫不通而生百病。心包代心主神，神一在心脑，二在经脉365穴，故见神疲，或逆传心包证。

相火是少阳三焦和心包络的本气，相火替君行事而通心，故可犯心神、心脏心包为病；三焦属胃肠腑道，故可犯胃、小肠、大肠、膀胱为病；少阳统帅肺肾，故可犯肺肾为病；相火寄于肝胆，故可犯肝胆为病，即凡十一脏皆有相火病。但另一方面，太阳寒水、阳明燥金、太阴湿气又容易郁困相火。

从岁运来说，土运不及，脾胃虚弱，《重订通俗伤寒论·六经总诀》何廉臣勘曰："若夹脾虚者，脾阳虚则表不能作汗，脾阴虚则里不任攻下，或得汗矣，则阳气随汗而脱；或得下矣，则阴气从下而脱。即纯用滑泄，中气亦不克支持，药愈凉而邪愈遏。脾气不得上升，往往中满便泄，气怯神倦，卒至自汗气脱而死。"[1]所以新冠肺炎疫病初起，不得单纯用连花清瘟胶囊（颗粒）、金花清感胶囊等寒凉药物。

新冠肺炎属张仲景《伤寒例》冬温疫病范畴，何廉臣在《重订

---

[1] 俞根初著、徐荣斋重订:《重订通俗伤寒论》，上海卫生出版社，1957年，43。

通俗伤寒论》中说："冬令仍温，收藏之令不行，中气因太泄而伤，邪热因中虚而伏，其绵延淹滞，较《（临证）指南》所论更甚，调治之法尤难，非参芪所能托，非芩连所能清，惟藉轻清灵通之品，缓缓拨醒其气机，疏透其血络，始可十救一二。若稍一呆钝，则非火闭，即气脱矣。"而且"邪气内伏，往往屡夺屡发，因而殒命者，总由邪热炽盛，郁火熏蒸，血液胶凝，脉络窒塞，营卫不通，内闭外脱而死"。[1]新冠肺炎疫病死亡者，从目前看到的报道，属于这种情况者居多。

2019己亥年，终之气客气少阳相火犯肺，岁运脾土不及，病变中心在肺脾。在肺发热、干咳、乏力，或伴有鼻塞、流涕、咽痛、肌痛等症状，属于"病发于阳"；在脾不发热、不咳、乏力，或伴有脘痞、呕吐、腹泻等症状，属于"病发于阴"。初起，在肺以热为主，在脾以湿、虚为主。重症则生痰湿瘀滞于肺，而为急性呼吸窘迫综合征、脓毒症休克等危候。

1. 相火犯肺

肺主气，《黄庭经·肺之章第三十四》说"肺之为气三焦起"，说明肺主气之源在于三焦元气。三焦元气上升于肺，阴气上奉，肺受之。而少阳三焦相火克肺，故叶天士《温热论》说："温邪上受，首先犯肺"。其实不只是温邪"首先犯肺"，《素问·六节藏象论》说"天食人以五气"，肺主天气，五气从鼻吸入，则五气都首先犯肺。只不过温热伤阴，肺为阴，故言"温邪上受，首先犯肺"。肺为阴脏，藏而不泄，肺火胜气伤即发而急暴，呼吸困难，咳喘急迫，或外发皮毛起斑疹，或起疙瘩似蛤蟆，或外肿大，或内发脓毒性肺栓

---

[1] 俞根初著、徐荣斋重订：《重订通俗伤寒论》，上海卫生出版社，1957年，40、38。

塞、肺痈等，伤于间质多见"白肺"。

己亥年终之气的客气相火首先犯肺，相火犯肺不但伤肺气，还伤肺阴，气阴两伤，气伤乏力，或恶寒，伤津液则干咳。《素问·金匮真言论》说："背为阳，阳中之阳心也；背为阳，阳中之阴肺也。"肺主皮毛，候在喉，所以会反映于皮毛、背、喉。又因《素问·阴阳应象大论》说"天气通于肺"，《素问·五脏别论》说"夫胃、大肠、小肠、三焦、膀胱，此五者天气之所生也"，所以叶天士、王孟英说"不从外解，则里结而顺传于胃"（《外感温热篇》）。

相火炎上，多胸膈、头颅、清窍及皮肤病，如赤胸、发颐、面赤如锦、头痛如杖、肿头项、黄耳、头胀耳聋、呃忒鼻衄、吐血、生疙瘩等。

相火是少阳三焦的本气，所以火热从口鼻内入，既犯肺，又必内袭三焦。脾胃主肌肉，三焦腑腠理在肌肉，腠理有细胞间质，腠理间质有细胞膜和空隙，空隙为原，故有三焦膜原说。三焦腑腠理是组织交换处，多心包络之络脉，故云"三焦膜络之间"，乃三焦与心包表里经结合处。"三焦膜络"遍及全身，故清代医家周学海在《读医随笔·卷四证治类·伏邪皆在膜原》中说："膜原者，夹缝之处也。"又说："邪入膜原，身中即隐隐常不自在，或头痛晕眩，或身常汗出，或常畏寒畏热，或骤苦气短，不能任劳，或四肢少力，或手心常热，或小便赤涩，或大便常泄，或大便常秘，或饮食不消，或饮食倍增，或口常渴，或口淡少味，或舌苔倍厚，或夜不成眠，或多梦纷纭。及其发也，随邪毒之微甚，正力之强弱，而变化焉。寒化为温者，其阳盛也；风化为泄者，其阴盛也；暑化为疟者，发于表也；湿化为咳者，发于里也；更有发为痹痛，身中累累如桃李核，久不愈者；有发为瘾疹，发于一肢一窝，逐年应期而发，不得断根者。尝治此证，疏表清里，辗转搜剔，久而乃效。"[1]"夹缝"即三焦腑腠理间隙。所以何秀山说"新感从口鼻而内袭三焦，伏气多匿于膜原，或内舍于营"，"若内舍于营，证较膜原伏邪为尤急"。虽用辛凉发汗解表，"表邪虽解，暂时热退身凉，而胸腹之热不除，继即烁热自汗，烦躁不寐，神识时清时昏，夜多谵语，脉数舌绛，甚则肢厥脉陷，急宜清透营热，使伏热转出气分，气宜卫泄，或从疹痦而解，或从狂汗而解"[2]。

相火灼肺多生痰。人们常说，肺为储痰之器，脾为生痰之源，不妥，其实少阳三焦腑腠理才是生痰的源头。少阳三焦腑腠理膜原处是津液水道通行的地方，少阳三焦相火衰则水道水气不化，水湿凝聚成寒痰；少阳三焦相火亢盛则灼水道津液成热痰。因为少阳三焦腑腠理遍布一身，故无处不有痰，非只在肺也，只因相火首先犯肺，少阳三焦与太阴脾相合，故肺脾先生痰而已。

相火首先犯肺，肺病则可导致所有脏腑发病。肺主宣发肃降，肺不宣发则心肝病，肺不肃降则脾肾六腑病，于是天下大乱，命危矣。

2. 顺传胃腑

肺的宣发与肃降决定着腑道的"通""降"生理功能，一旦肺的宣发、肃降功能失常，就会发生"胃家实"（注意是"胃家"，包括五腑，不独指胃）"脾约"等病变。无论是伤寒，还是温病，或者疫病，都能使肺之宣发、肃降功能失常。

传于胃则里气结滞，里结表气也不通，于是流布三焦肌肉腠理

---

［1］周学海：《读书笔记》，江苏科学技术出版社，1983年，179-180。

［2］俞根初著、徐荣斋重订：《重订通俗伤寒论》，上海卫生出版社，1957年，232-233。

之邪不得即达于肌表。下后里气一通，表气也顺，则郁肌肉三焦腠理之邪，方能尽达于表，或斑或汗，方能向愈。

疫病邪气由肺顺传于胃，肺合皮毛，主一身之气，胃主肌肉，故皮毛肌肉腠理之间，气郁不伸，凛凛恶寒，身体酸楚。疫热积胃肠，病势大张，为痞满、为恶心、为壮热，或外浮于三阳，而阳经之症渐生；或内陷于三阴，而攻下之症又现。热瘀水道，或溺闭，或发黄；热伤血分，或斑疹，或蓄血；热伤神气，则谵语狂乱；热伤津液，则燥渴便硬。变症蜂起，语难言尽，皆因胃肠疫热。

少阳三焦属胃，疫邪在胃肠，多三焦症状。胃为水谷之海，冲脉为十二经之海，冲脉与督任一源三歧，胃病则十二经脉、冲督任皆病矣。

总之，疫邪入胃，即伤黄庭太极，水谷不腐，营卫血气不生，神气伤不养形体，命难全矣。

3. 逆传心包

一般温病的传变规律是由卫传气，气到营，营到血，如果病邪较重，发病开始就严重、变化迅速的，可不按次序传变，由卫分（肺）突然陷入营分（心包），出现身热、神昏、谵语、四肢厥逆等症状，称为逆传心包。

凡是外感病过程中的危重证候，常见于风温热病中。临床表现为高热、昏不识人、面赤气粗、烦躁、舌绛、苔焦黄，或见昏睡不醒、谵语。心包为心之宫城，代心受邪，心主神明，故热入心包以神志不清为主，并见心烦。若治疗失时，则热邪鸱张、心窍闭塞，形成内闭外脱证，兼见大汗淋漓、面色苍白、遗溺、手撒等。

相火入肺，首先在气分伤气阴，如不外解，或顺传于胃肠，或"逆传心包"，那么"逆传心包"的机理是什么呢？因为相火是三焦的本气，相火在肺就会伤三焦腑膝理，即肺间质部分，肺间质部分是血气交换部位，心包络脉所在部位，入了血分，故云"逆传心包"。可发生两种情况：一是扰乱神明，导致头脑神志不清；二是心窍闭塞，形成内闭外脱证。

李东垣说心包是命门，故血热会反映出心病或脑病。

4. 少阳太阴病与阳明太阴病

相火是少阳三焦的本气，运土是太阴脾湿，所以2019年终之气是以少阳太阴火湿病为基础，而且相火克肺金，故其病变中心是肺脾。火在肺，湿在脾，虽是肺脾同病，但不能说是"直中太阴"（手太阴肺、足太阴脾），因为在肺的是火，在脾的是湿。"直中太阴"肺脾是十二经脉辨证说，按照五运六气理论来说，应该是阳明肺金和太阴脾土同病，这是两个不同的概念，不得混淆。如果按照《素问·太阴阳明论》说"候在喉""候在咽"，由鼻入肺"候在喉"，由口入胃"候在咽"，那么少阳相火从口鼻而入必犯咽喉，所以新冠肺炎疫病初起多有咽喉干、口干症状。既然新冠肺炎属于外感病，当用五运六气理论来解读，用五运六气的六经病概念来建立一个统一的诠释和诊治平台，以形成理法方药完备的专家共识。

少阳相火胜则多有寒中，脾胃虚弱，何廉臣在《重订通俗伤寒论》又说："冬令仍温，收藏之令不行，中气因太泄而伤，邪热因中虚而伏，其绵延淹滞，较《（临证）指南》所论更甚，调治之法尤难，非参芪所能托，非芩连所能清，惟藉轻清灵通之品，缓缓拨醒其气机，疏透其血络，始可十救一二。若稍一呆钝，则非火闭，即气脱矣。"加上外感阴雨寒湿雾露之邪，所以这次新冠肺炎疫病患者多有舌苔或厚苔不腻。吴坤安说："凡遇疫证，诊得关脉（右关，脾胃部也）虚大或软弱者，即中气虚也。当补以汗之，补中益气（补正托邪）加羌活、紫苏（疏散表邪），此正虚夹邪。如诊得寸软尺迟者（寸软，卫气虚也；尺迟，营血衰也），此营卫两虚之证也。当以归芪建中汤加防风汗之（调补营卫而散邪）。凡治虚证，宜外邪轻可治。若外重证，而脉虚细无神者，死（笔者按：肺脾两伤，不得生神，无神则死）"。"故治此者，须调补脾胃为主，补中益气、六君子之类，微加表药治之。"[1]可知患者体质在治疗中的重要性，不能只盯在病邪上。

少阳三焦和太阴脾在胃肠组成一太极，为人身生命之本。《黄帝内经》称少阳太阴为人身从本的火湿，一个主人身的温度，一个主人身的湿度。《黄庭经》谓"左少阳右太阴"，张子和说"少阳从本为相火，太阴从本湿上坐……万病能将火湿分，彻开轩岐无缝锁"，李东垣谓之"甲（少阳）己（太阴）化土，仲景之妙法"，笔者称之为黄庭太极丹田，谓"中医太极三部六经体系"，著《中医太极医学》加以论述[2]。

五运六气理论有同岁会、同天符。己亥年是少阳在泉，太阴湿土不及，《黄庭经》称少阳太阴组成黄庭，所以笔者称之为同黄庭太极，乃火湿为病。

少阳，一主三焦元气，二主相火，三主水道，气－火－水是少阳三焦的三大功能，病理也在气－火－水的失调。少阳三焦少火为清阳之气，上头胸，走七窍（故有口苦、咽干、目眩三窍病）、腠理、四肢，太过为火伤阴，不及为水伤阳，不能腐熟水谷伤营卫血气——神，有神则生，无神则死。少阳太阴火湿病，少阳盛则走厥

---

[1]吴坤安著、何廉臣重订、张爱军点校：《感症宝筏》，福建科学技术出版社，2004年，319-320。

[2]田合禄：《中医太极医学》，山西科学技术出版社，2006年。

阴、太阳、阳明（肺）及胃腑，太阴盛则走三阴。火病无形，水病有形。少阳三焦腑是腠理，所以柯韵伯认为，少阳之气游行三焦，主一身腠理之开阖。唐宗海认为，少阳之气内主三焦，外主腠理，三焦为脏腑之总管，腠理乃营卫之枢机。

少阳太阴火湿病，一般以内火湿为主，同气相求，也有外火湿，就是湿热病。叶天士说"时令湿热之气，触自口鼻"则"募原先病"，"由募原分布三焦"。薛生白说"湿热之邪……邪由上受……病多归膜原"，"湿热阻遏膜原"。俞根初说"所伏之邪，在膜原则……病多湿温"。因为少阳三焦腑是腠理，腠理多细胞膜原，故少阳病多膜原病，治从膜原。吴又可之后的医家以其达原饮加减变化出多种方子（表3-1）。

叶天士称为湿热"气分三焦"病，治从膜原，主张火湿分消走泄，不用吴又可的达原饮而用杏仁开上焦肺气、厚朴苦温化中焦之湿、茯苓利下焦水湿；薛生白有仿吴又可达原饮；俞根初有柴胡达原饮；雷丰有宣透达原法；樊开周有新定达原饮；还有刘松峰的松峰达原饮，从中可以看出对吴又可达原饮的变化应用。

表3-1　达原饮加减变化

达原饮	槟榔	厚朴	草果	黄芩	知母	白芍	甘草							
仿吴达原饮	槟榔	厚朴	草果				柴胡	六一散	藿香	苍术	干菖蒲			
松峰达原饮	槟榔	姜厚朴	草果			白芍	甘草					栀子	酒黄柏	茯苓

续表

方	槟榔	厚朴	草果	黄芩	知母	甘草	柴胡	六一散	藿香叶	栀子	姜半夏	生姜	枳壳	桔梗	荷叶梗	豆豉	芦根	细辛
宣透膜原法	槟榔	厚朴	草果	黄芩		甘草			藿香叶		姜半夏	生姜						
柴胡达原饮	槟榔	厚朴	草果	黄芩		甘草	柴胡	六一散					枳壳	桔梗	荷叶梗			
新定达原饮	槟榔	厚朴	草果	黄芩	知母					栀子			枳壳	桔梗	荷叶	豆豉	芦根	细辛

5. 宗气病

肺胃病则宗气病。《素问·平人气象论》说："胃之大络,名曰虚里,贯膈络肺,出于左乳下,其动应衣(手),脉宗气也。"说明宗气源于肺、脾胃。《灵枢·邪客》说："宗气,积于胸中,出于喉咙,以贯心脉而行呼吸。"说明宗气病是心肺脾三本俱病。肺天脾地吸纳气味而生神——营卫血气,后天之本肺脾伤则神伤,故气短、乏力、没有精神。肺脾病,不能"贯心脉而行呼吸",就会有胸憋闷、气短、气喘等症状,甚则导致呼吸衰竭和心力衰竭或虚脱。

宗气病就是大气病。对于新冠肺炎疫病,由于受阴雨寒湿雾露之伤,大家看到了患者的舌苔白腻或黄腻,于是断定是寒湿直中三阴,却没有人考虑是肺热内郁生湿。肺主一身之气,能化湿气,今肺郁气滞,气化失常则蕴湿矣,肺郁蕴湿是冬温新冠肺炎疫病的重要病理变化,需要开肺气以化湿,胸中大气一转,雾散天晴,阴霾尽去。喻嘉言《医门法律·大气论》说："身形之中,有营气、有卫气、有宗气、有脏腑之气、有经络之气,各为区分。其所以统摄营卫、脏腑、经络,而令充周无间,环流不息,通体节节皆灵者,全赖胸中大气，为之主持……五脏六腑，大经小络，昼夜循环不息，必赖胸中大气斡旋其间。大气一衰，则出入废，升降息，神机化灭，气立孤危矣。如之何其可哉，《金匮》亦常一言之，曰：营卫相得，其气乃行；大气一转，其气乃散。见营卫两不和谐，气即痹而难通。必先令营卫相得，其气并行不悖，后乃俟胸中大气一转，其久病驳劣之气始散。然则大气之关于病机若此，后人不一表章，非缺典乎？"[1]宗气关乎肺脾，肺郁则上焦胸胁不开不宣不降，可选用小柴胡汤等开上焦通气，脾虚中气衰则大气下陷不升，即清气不升，可选用补中益气汤、升陷汤等治疗。

宗气病，胃气之中气下陷，清气不升，《素问·阴阳应象大论》说："清气在下，则生飧泄；浊气在上，则生䐜胀。此阴阳反作，病之逆从也。"所谓"清气在下"，乃中气下陷。所谓"浊气在上"，乃水气上逆、奔豚也。

6. 两感疫病

冬温新冠肺炎疫病，少阳相火客于太阳寒水之中，寒包火，若又感阴雨寒湿雾露伤表，是冬温兼表寒。再者冬行夏令相火胜则寒水来复，寒雨时至（《伤寒论·伤寒例》说"重感于寒者，必病温疟"）。于是有天时阴雨寒湿雾露之邪在表伤阳，而且天时阴雨，湿气大行，脾土受伤，再加岁运少土中气脾虚弱及"皆寒中"（《素问·气交变大论》），或兼泻痢，发为寒疫、寒湿疫并不为怪。但因相火郁肺，即使到了2020庚子年初之气，还有春温、风阳郁肺，寒湿不易直中三阴，是脾阳虚则水湿下流于肾，但不能说是寒湿直中三阴，更不能说是寒湿疫及阴雨寒湿毒邪直中太阴肺脾，而无视客

[1]喻嘉言著，徐复霖点校：《医门法律》，上海科学技术出版社，1983年，6。

气相火首先郁肺。因为客气相火郁肺，阴雨寒湿很难直中于肺。阴雨雾露伤表属伤寒，客气相火郁肺，火热伤阴在里属温病，吴又可《温疫论》说："伤寒不传染于人，时疫多传染于人，伤寒之邪，自毫窍而入，时疫之邪，自口鼻而入。"[1]此属冬温阴阳表里同病，即两感疫病，阴阳表里两伤最危殆，多死伤，《伤寒论·伤寒例》说伤寒两感者"必死"，何况冬温疫病两感呢！《伤寒论》伤寒两感指相表里的两经，如太阳和少阴两感、阳明和太阴两感、少阳和厥阴两感。《重订通俗伤寒论·两感伤寒》所论"两感伤寒"是"身受阴寒之气，口食生冷之物，表里俱伤者为两感。其病多发于夏令夜间。因人多贪凉（笔者按：伤表），喜食冰水瓜果故耳（笔者按：伤里）"[2]。而冬温疫病两感，多发病于冬令，遇阴雨寒湿雾露之气伤阳仪系统表阳、火热伤肺胃阴仪系统里阴的两感，不得混淆。郁热在肺，阴雨寒湿在外则皮毛鬼门不宣，内则肺失肃降腑道失和。其实，客气少阳三焦相火郁肺及阴雨雾露在表即是《伤寒论·辨脉法》所说"清邪中上焦"，寒湿下流即是《伤寒论·辨脉法》所说"浊邪中下焦，阴中于邪"。此乃冬温疫病总的病因病机，此理不明，动手便错。因气候多阴雨雾露，没有燥气病因病机。此时阴雨雾露伤肺之皮毛，客气相火郁于肺脏，皮寒肺热。或相火郁肺，而脾素寒或冷食内服，则肺热脾寒表寒，即相火郁肺，既有脾寒，又感阴雨雾露伤表。

客气相火加临于主气太阳寒水会有两种情况：一是相火炽盛伤寒水而肾虚，气阴两伤，以清相火为主；二是寒胜于相火，寒包火，

---

[1]吴又可：《温疫论译注》，曹东义校注，中医古籍出版社，2004年，89。
[2]俞根初著、徐荣斋重订：《重订通俗伤寒论》，上海卫生出版社，1957年，198。

相火郁肺，当以解寒为主，发散相火次之。

火热郁肺，外寒束缚而发疫病为实证，以辛凉微散以解外，外邪从微汗解。火热郁肺，内陷营血而发为虚证，先与加减葳蕤汤滋阴宣气，使津液外达，微微汗出以解表。

其实《伤寒论》就有两感疫病。《伤寒论·辨脉法》说"清邪中于上焦，浊邪中于下焦。清邪中上名曰洁也，浊邪中下名曰浑也，阴中于邪，必内栗也。表气微虚，里气不守，故使邪中于阴也。阳中于邪，必发热、头痛、项强、颈挛、腰痛、胫酸，所为阳中雾露之气，故曰清邪中上。浊邪中下，阴气为栗，足膝逆冷，便溺妄出。表气微虚，里气微急，三焦相溷，内外不通；上焦怫郁，脏气相熏，口烂蚀龂也。中焦不治，胃气上冲，脾气不转，胃中为浊，荣卫不通，血凝不流。若卫气前（不）通者，小便赤黄，与热相搏，因热作使，游于经络，出入脏腑，热气所过，则为痈脓。若荣气前（不）通者，阳气厥微，阴无所使，客气内入，嚏而出之，声嗢咽塞，寒厥相逐，为热所拥，血凝自下，状如豚肝。阴阳俱厥，脾气弧弱，五液注下；下焦不阖，清便下重，令便数难，脐筑湫痛，命将难全。脉阴阳俱紧者，口中气出，唇口干燥，蜷卧足冷，鼻中涕出，舌上胎滑，勿妄治也。到七日以来，其人微发热，手足温者，此为欲解；或到八日以上，反大发热者，此为难治。设使恶寒者，必欲呕也；腹内痛者，必欲利也"。杨栗山说此"乃论温病所从入之门，变证之总……人未之识耳"。[1] 由此可知，张仲景将"上焦"作表、"下焦"作里，"清邪"伤表部阳分，"浊邪"伤里部阴分。由于表、里皆病导致三焦混乱，内外不通。三焦本体在胃脘，"里气不守""里

---

[1] 杨栗山著、王致谱点校：《伤寒瘟疫条辨》，福建科学技术出版社，2010年，30。

气微急"，三焦相火受伤而"阴气为栗，足膝逆冷，便溺妄出"，乃《伤寒论·辨脉法》所说"形冷、恶寒者，此三焦伤也"，实乃三焦相火衰。于是阴火和客气之火伤表在上，故云"上焦怫郁，脏气相熏，口烂蚀断也"。湿流于下，故云"脾气弧弱，五液注下，下焦不阖，清便下重，令便数难，脐筑湫痛，命将难全"，"设使恶寒者，必欲呕也；腹内痛者，必欲利也"。营卫出中焦，三焦相火伤，不能腐熟水谷则营卫伤，卫气伤则不通，"小便赤黄，与热相搏，因热作使，游于经络，出入脏腑，热气所过，则为痈脓"；营气不通，"客气内入，嚏而出之，声嗢咽塞，寒厥相逐，为热所拥，血凝自下，状如豚肝"。此种表里上中下焦俱病，则"口中气出，唇口干燥（笔者按：脾主口唇），蜷卧足冷（笔者按：脾主四肢），鼻中涕出，舌上胎滑，勿妄治也"。若到七日阳气来复，"其人微发热，手足温者，此为欲解"；如到八日阳气不来复，"反大发热者，此为难治"。

火热郁肺而上焦受伤，即是"清邪中上"。寒湿下流而阴分受伤，即是"浊邪中下"，"阴中于邪，必内栗也"，此三焦定位之邪也。中上之清邪是"雾露之气"，中下之浊邪是寒湿之气，非风寒暑湿燥火六气，此乃杂气也。上中下受邪，"三焦相溷，内外不通"，于是百病生焉。

此种冬温疫病可以分为两大类：一类是寒湿伤表而肺热；一类是寒湿伤表里而肺热。寒湿伤人阳气，在春夏厥阴、少阳、太阳阳仪系统，为伤寒。火热伤人阴气，在秋冬阳明、太阴、少阴阴仪系统，为温病。无论是伤寒，还是温病，首伤其表，故多太阳阳明合病、三阳合病、少阳阳明合病、少阳太阳合病、少阳太阴合病、太阴阳明合病等。

杨栗山在《伤寒瘟疫条辨·表证》说："在伤寒，风寒外入，但有一毫表证，自当发汗解肌消散而愈……在温病，邪热内攻，凡见表证，皆里证郁结浮越于外也，虽有表证，实无表邪，断无发汗之理。故伤寒以发表为先，温病以清里为主，此一着最为紧要关隘。"[1]此说虽精，但不适合于冬温疫病，冬温疫病本是寒热错杂之病，既有寒湿伤表证，又有火热伤里证，温病初起也需发汗，需要寒热表里双解矣。冬温疫病表里两感，病急多危，故张仲景言伤寒有两感不治之证，两感疫病更难治矣。

由于医师水平不一，对本次冬温疫病，有见寒湿者称作寒湿疫，有见肺有火热者称作温热疫，不明地域、个人体质之差异，实乃中医之悲哀。

《素问·热论》说两感于寒者必死，不治。张仲景《伤寒论》说两感病俱作，治有先后，视其先后缓急，随证治之，这是张仲景的贡献。

7. 伤肺蕴湿

对于新冠肺炎疫病，由于受阴雨寒湿雾露之伤，大家看到了患者的舌苔白腻或黄腻，于是断定是寒湿直中三阴，却没有人考虑是肺热内郁生湿。肺郁不通调水道，则津液不得流通而有所聚，聚则生湿。肺不但蕴湿，且有火燥，脾虚湿，肺燥湿和脾湿，燥湿同病。肺郁蕴湿是冬温疫病的重要病理变化，需要开肺气以化湿，胸中大气一转，雾散天晴，阴霾尽去。喻嘉言《医门法律·大气论》说："身形之中，有营气、有卫气、有宗气、有脏腑之气、有经络之气，各为区分。其所以统摄营卫、脏腑、经络，而令充周无间，环流不息，通体节节皆灵者，全赖胸中大气，为之主持……五脏六腑，大

---

[1] 杨栗山著、王致谱点校：《伤寒瘟疫条辨》，福建科学技术出版社，2010年，59。

经小络，昼夜循环不息，必赖胸中大气斡旋其间。大气一衰，则出入废，升降息，神机化灭，气立孤危矣。如之何其可哉，《金匮》亦常一言之，曰：营卫相得，其气乃行；大气一转，其气乃散。见营卫两不和谐，气即痹而难通。必先令营卫相得，其气并行不悖，后乃俟胸中大气一转，其久病驳劣之气始散。然则大气之关于病机若此，后人不一表章，非缺典乎？"

火热郁肺，一来肺失其常不能通调水道，二来脾失运输，三是三焦不通调水道，故有水湿聚在里而苔腻，口干不欲饮，特别是到了危重期，可见黄腻苔或黄厚腻苔，形成湿毒阻滞或痰热、痰瘀结聚，此属肺燥湿和脾湿，人们对此病理认识不到位。自古以来就是湿邪治肺，千古定论，肺主一身之气，肺气化则湿自化。而且燥胜湿，通调水道也。虽有水湿聚里，不能说是寒湿直中三阴。然也有湿热治肺，寒湿治脾说。

湿结聚于里在哪里呢？机理是什么？肺郁失常，则脾不能运输水饮上输于肺，而结聚于中下，或结聚于肠胃，如苓桂术甘汤证等；或结聚于下，如五苓散证、肾着汤证等；或为奔豚汤证等；更多是结聚膜原，如达原饮证等；必及三焦，因为三焦腑腠理主水道。

湿结膜原，其机理是什么呢？先看看《黄帝内经》论述膜原的部位。

《灵枢·百病始生》说："是故虚邪之中人也……留而不去，传舍于肠胃之外，募原之间……或著于肠胃之募原……"《素问·疟论》说：疟"其间日发者，由邪气内薄于五脏，横连募原也。"《素问·举痛论》说："寒气客于肠胃之间，膜原之下……寒气客于小肠、膜原之间，络血之中。"《灵枢·岁露论》说："其内抟于五脏，横连募原。"可知《黄帝内经》所言膜原在肠胃之外的肠系膜部位及横联五脏的膈腹膜。

吴又可《温疫论》说："邪从口鼻而入，则其所客，内不在脏腑，外不在经络，舍于夹脊之间，去表不远，附近于胃，是为半表半里，即《针经》所谓横连膜原是也。"[1]吴氏说"膜原""内不在脏腑，外不在经络，舍于夹脊之间，去表不远，附近于胃"，即是肠系膜部位。

清代医家薛生白在《湿热病篇》自注中讲："膜原者，外通肌肉，内近胃腑，即三焦之门户。"[2]因为三焦属胃，故云"内近胃腑"，为"三焦之门户"，关键是提出"外通肌肉"，肌肉中是三焦腑腠理，腠理中有膜原，故云"膜原……即三焦之门户"。叶天士《温热论》说："再论气病又不传血分，而邪留三焦……此多湿邪内搏……必验之于舌：或黄或浊……或白不燥，或黄白相兼，或灰白不渴……或黄甚，或如沉香色，或如灰黄色，或老黄色，或中有断纹……"[3]因为三焦伤，一是不能通行三焦元气而伤三焦气机，二是不能通调水道，则水湿结聚。

清代医家何秀山在俞根初《通俗伤寒论》按语中，承袭薛生白和叶天士之说阐述说："《内经》言邪气内薄五脏，横连膜原。膜者横膈之膜，原者空隙之处，外通肌腠，内近胃腑，即三焦之关键，实一身之半表半里也。凡外邪每由膜原入内，内邪每由膜原达外。"[4]"疫邪吸自口鼻，直行中道，流布三焦。"[5]何秀山在《重订

[1]吴又可：《温疫论译注》，曹东义校注，中医古籍出版社，2004年，1。

[2]王世雄：《温热经纬》，中国医药科技出版社，2011年，90。

[3]王世雄：《温热经纬》，中国医药科技出版社，2011年，49-56。

[4]俞根初著、徐荣斋重订：《重订通俗伤寒论》，上海卫生出版社，1957年，54。

[5]俞根初著、徐荣斋重订：《重订通俗伤寒论》，上海卫生出版社，1957年，39。

通俗伤寒论·六经舌苔》中说:"手少阳经,外主腠理,内主三焦膜原。"[1]何廉臣则说:"湿热已结于胸膈腹膜之原,故谓之膜原。原指膜中空隙处言,外通肌肉,内近胃腑,为内外交界之地,实一身之半表半里也。故在外之邪,必由膜原入内,在内之邪,必由膜原达外。"湿"多潜伏于三焦膜络之间,外与皮肉相连,内与脏腑相关"[2],其实,膜原在腠理中。脾主肌肉,三焦腑腠理在肌肉中,所以是湿伏三焦腑腠理间质,腠理间质有细胞膜和空隙,空隙为原,故云湿结膜原。又少阳三焦腠理之间质多膜和心包之络脉,故云"三焦膜络之间"。"三焦膜络"遍及全身,故清代医家周学海在《读医随笔·卷四证治类·伏邪皆在膜原》中说:"膜原者,夹缝之处也。"[3]"夹缝"即三焦腑腠理间隙也。

有没有湿蕴秽浊,要看舌苔。《重订通俗伤寒论·六经舌苔》中俞根初说:"惟白苔粗如积,两边色红或紫者,温疫伏于膜原也。苔白如碱者,膜原伏有浊秽也。"[4]

虽然吴又可说湿温疫病起于肠胃外之膜原,但也有起于肠胃者。吴鞠通说:"温疫者,厉气流行,多兼秽浊,家家如是,若疫使然也。"王孟英注:"胃为藏垢纳污之所,湿温疫毒,病起于中者有之。"王孟英言湿温在肠胃也。

阴雨寒湿雾露在表则表寒,会产生两种病理变化,一是郁遏阳气散发,出现恶寒发热,如麻黄汤证、大青龙汤证、越婢汤证等;二是伤阳气导致阳虚生湿,会导致阴湿、湿毒,如桂枝汤证、小建

[1]俞根初著、徐荣斋重订:《重订通俗伤寒论》,上海卫生出版社,1957年,21。

[2]俞根初著、徐荣斋重订:《重订通俗伤寒论》,上海卫生出版社,1957年,256。

[3]周学海:《读书笔记》,江苏科学技术出版社,1983年,179。

[4]俞根初著、徐荣斋重订:《重订通俗伤寒论》,上海卫生出版社,1957年,21。

中汤证、桂枝甘草汤证、苓桂术甘汤证、五苓散证等，甚则导致寒湿证，如四逆汤证、参附汤证等。火热在里，也会产生两种病理变化，一是火热炽盛，可至火极动风；二是火热伤阴津液，阴虚动风。在冬温疫病中，两者同病，互不分离，只有表里轻重缓急而已，方药必须两兼，双解表里。

少阳三焦相火犯肺，三焦主腠理即肺间质，即是说这次新冠肺炎的主要病变在肺间质，肺间质是细胞的空隙，肺间质周围有细胞及肺大泡，肺间质是吸纳外界天地之气和组织气血交换之处，属于络脉，是三焦运行元气和水道之处。肺间质损伤，一是多纤维化成"白肺"，二是形成痰湿瘀阻气机，肺缺氧，使新冠肺炎疫病到了危重期而出现两种病理变化，一是由胸部的憋闷、短气过渡到气短不足以息、气促，引发肋间肌、膈肌动作很大而且持久，由呼吸肌疲劳状态引发呼吸困难，进入到危重阶段时，就出现呼吸窘迫，既有炎症的反应，又有呼吸窘迫综合征。二是舌质暗，舌苔白厚腻或黄腻，显示出痰湿重，很多重症患者没有出现高热，甚或不发热，显示出秽浊湿象，虽有湿象，但不能言寒，其不发热，甚有恶寒者，是因肺气伤三焦元气伤也，不是外来之寒。即使有外感寒邪，也多在表，不会入肺，因肺内郁有相火。相火郁肺之热，绝不能解释为寒邪郁而化热，乃天壤之别也。相火郁肺形成燥火，伤气伤阴，形成气阴两伤、内闭外脱的厥脱证。

8. 心肺脾三本俱伤

从《素问·六元正纪大论》论温疫病因看，离不开君火、相火，二火通心，所以杨栗山说："温病要得主脑，辟如温气充心，心经透出邪火，横行嫁祸，乘其瑕隙亏损之处，出现无穷怪状，令人无处下手，要其用药，只在泻心经之邪火为君，而余邪自退。每见人有肾元素虚，或适逢淫欲，一值温病暴发，邪陷下焦，气道不施，以致便闭腹胀，至夜发热，以导赤、五苓全然不效，一投升降、双解而小便如注。又一隅之亏，邪乘宿损，如头风痛、腰腿痛、心痛、腹痛、痰火喘嗽、吐血便血、崩带淋沥之类，皆可作如是观。大抵邪行如水，唯注者受之，一着温病，旧病必发，治法当先主温病，温邪退，而旧日之病不治自愈矣。"[1]笔者再补之说，寒邪太过则伤心，《素问·气交变大论》说："寒气流行，邪害心火。"《素问·至真要大论》说："寒淫所胜……病本于心。"火通心，寒伤心，两伤其心，且火克肺，肺失其常，则脾不能运输而聚水湿，心肺脾三本俱伤，神气不生，气血错乱，营卫不通，君主不明，其危殆在即矣。《伤寒论·伤寒例》说"荣卫不行，腑脏不通，则死矣"。

终之气的主气伤心阳，阴雨时寒伤心阳卫表，客气相火郁肺三焦腠理，肺有火热致燥，是火燥，不能只言肺燥，因为燥之本是寒凉，言肺燥容易让人误认为是肺寒。

《素问·六元正纪大论》论疫病多因君相二火，在后天二本肺脾，火热首先犯肺，湿热直入中道脾胃，热治肺，湿治脾，湿热治肺，寒湿治脾，不二法门。

《素问·太阴阳明论》说：喉主天气，咽主地气。《素问·六元正纪大论》说：脐以上为天，脐以下为地。可知咽喉和脐是候天地之气的关键部位，故佛家称为喉轮和脐轮。

9. 神伤病危

己亥年的冬温疫病以阳明肺、太阴脾为病变中心，《素问·六节藏象论》说肺吸天之五气、脾纳地之五味而生神，今肺脾皆伤，

---

[1] 杨栗山著、王致谱点校：《伤寒瘟疫条辨》，福建科学技术出版社，2010 年，40。

难以生神，营卫血气虚衰，心无神，心血亏损，心主不明，危在旦夕矣。

10. 心火——阴火伤肺

《素问·四气调神大论》说："夏三月，此为蕃秀……此夏气之应，养长之道也；逆之则伤心，秋为痎疟，奉收者少，冬至重病……逆夏气，则太阳不长，心气内洞。"夏天的正常气候是阳盛火热，天人相应则心阳盛而血旺，如果逆之夏寒，心阳不足则心阳虚而心血亏，于是心火——阴火起则犯肺，肺的正常生理是凉燥肃降潜阳，今受热则逆之不肃降，所以"奉收者少"，会出现肠胃腑道的疾病、肾不藏的病。

11. 结胸

冬行少阳相火之令，少阳加临于太阳寒水之上，会形成太阳少阳合病并病，如《伤寒论》第142条说："太阳与少阳并病，头项强痛，或眩冒，时如结胸，心下痞硬者，当刺大椎第一间、肺俞、肝俞，慎不可发汗。发汗则谵语，脉弦，五日谵语不止，当刺期门。"第150条说："太阳少阳并病，而反下之，成结胸，心下硬，下利不止，水浆不下，其人心烦。"第171条说："太阳少阳并病，心下硬，颈项强而眩者，当刺大椎、肺俞、肝俞。慎勿下之。"172条说："太阳与少阳合病，自下利者，与黄芩汤；若呕者，黄芩加半夏生姜汤主之。"第333条说："伤寒，脉迟，六七日，而反与黄芩汤彻其热。脉迟为寒，今与黄芩汤复除其热，腹中应冷，当不能食，今反能食，此名除中，必死。"

所以，新冠肺炎疫病最多太阳少阳合病并病形成结胸证，结胸证邪结横膈膜导致横膈膜上下运动失常致使肺不能正常呼吸，所以很多新冠肺炎患者出现胸闷、气促、呼吸困难急促、喘、心下痞硬等，再者，由于少阳三焦和肺失常导致通调水道功能不利而出现结胸水证，临床可见大量胸腔积液及腹部水湿，这是导致患者死亡的重要因素。横膈膜之热可以出现谵语、神志错乱的如见鬼状、如疟状等。由于胸气不利形成的气滞、水饮及痰病理产物，造成经络及血脉循环障碍，导致心包及心脉不通，就形成了胸痹、心痛证。由于肺天之气主腹部脾、胃、小肠、大肠、三焦、膀胱等土类，可以导致土类生病。心、心包则影响子宫、肾而生病。

因为结胸水证直接影响肺的呼吸，肺不呼吸则死，所以，《伤寒论》第133条说"结胸证悉具，烦躁者，死"。结胸证就是水证，因此有人说，新冠肺炎患者的死，都是水淹死的，有尸体解剖为证。

如果少阳相火太过，就会形成三阳合病、少阳阳明合病并病而导致肺炎。《伤寒论》记载用白虎汤治疗。

第268条：三阳合病，脉浮大上关上，但欲眠睡，目合则汗。

第219条：三阳合病，腹满，身重，难以转侧，口不仁，面垢，谵语，遗尿。发汗则谵语，下之则额上生汗，手足逆冷。若自汗出者，白虎汤主之。

第256条：阳明少阳合病，必下利，其脉不负者，为顺也。负者，失也，互相剋贼，名为负也。脉滑而数者，有宿食也，当下之，宜大承气汤。

总之，2019年的新冠肺炎疫病，离不开少阳相火加临太阳寒水之上形成的太阳少阳病这一根本病因，离此而谈新冠肺炎疫病就太离谱了。

二、六气起始点及疫病拐点

《黄帝内经》明确提出六气始于农历每年的正月初一。《素问·六元正纪大论》说："夫六气者，行有次，止有位，故常以正月朔日平旦视之，睹其位而知其所在矣。运有余，其至先；运不及，其至后。此天之道，气之常也。运非有余，非不足，是谓正岁，其至当其时也。"经文明确指出，六气的次序和气位要以"正月朔日"为始点，以正月朔日为正岁的起始时刻，是《黄帝内经》给出的标准答案，没有确切的证据或理由推翻正月朔日说，当遵之。

再者，《素问·六节藏象论》说五运六气"求其至也，皆归始春"。经文告诉我们，推算五运六气的关键在于"始春"，而《黄帝内经》对春天的解释有两种，一是从立春到立夏为春天，如王冰注"始春"，谓春始于立春日，这是以太阳运动规律划分的。二是以农历正月、二月、三月为春天，称为"春三月"，此始于正月朔日，是以朔望月运动规律划分的。在传世农历的历元年（《史记·历书·历术甲子》），这两种春天的始点皆在立春日，即正月初一合于立春日。其后则有差错，过60年就又基本重合于始点。这两种春天时段的调谐，就是日月地三体系运动周期的调谐，也就是五运与六气的调谐。据此才能真正解释清楚"求其至也，皆归始春"的意思，"皆"字概括春的两种含义。就是说，五运与六气都要以"始春"为基准日，大寒不在"始春"之内，为何要指鹿为马呢？

2020庚子年，初之气始于正月初一（阳历的2020年1月25日），气、运皆变，庚子年初之气的主气是厥阴风木，客气是太阳寒水，倒春寒，己亥年终之气的客气相火逐渐退位，故因少阳相火引起的新冠肺炎疫病将逐渐减少。央视新闻报道，1月28日（初之气在正月第4天）新增患者开始减少。2月5日央视晚间7点新闻报道，2月4日（初之气在正月第11天）新增患者逐渐减少。华春莹在2月5日外交部网上记者会上说，截至2月4日24时，新增疑似病例连续第二天下降。据《北京日报》2月9日的消息说，湖北以外新增数连续5天下降。据国家卫健委数据统计，2月8日0～24时，全国湖北以外地区新增确诊病例509例，连续第5日呈下降态势。而过去5日这一数据分别为890例（3日）、731例（4日）、707例（5日）、696例（6日）、558例（7日）。笔者预计正月底将会明显衰退。这证明《黄帝内经》说初之气起于正月初一是正确的，而不是起于阳历1月20日的大寒。

因为己亥年逆冬气，少阴不藏而春病温；庚子年逆春气，少阳厥阴肝胆阳气不生而有郁热，但不会造成疫病。

三、易感人群

从目前收治的病例看，素有阴火之人，常有脾气虚，心肺阴火，湿气流下的阳虚三联证的人，最易感受新冠肺炎病毒。因同气相求，客气之相火易入肺，寒湿易入脾胃，而且客气火伤阴本亦犯肺，寒湿伤阳在表。2019年冬温，岁运脾土不及则脾胃虚，脾胃土主百骸，主生营卫，主十二经之海的冲脉，脾胃土伤，无分经络，毒邪流行，随虚而陷，最难预测。此疫病，外、上有火热、阴雨雾露之邪，内有脾伤蕴湿，内外兼病。

四、发病地区

笔者在2006年出版的《疫病早知道——五运六气大预测》一书中，汇总了3000年己巳己亥年疫病爆发地区，见图3-1[1]。

---

[1] 田合禄等:《疫病早知道——五运六气大预测》，山西科学技术出版社，2006年，235。

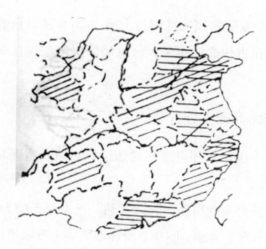

图 3-1　己巳己亥年疫病爆发地区预测图

图 3-2 是新冠肺炎爆发的地区图（截至 2020 年 2 月 10 日 17∶31）。

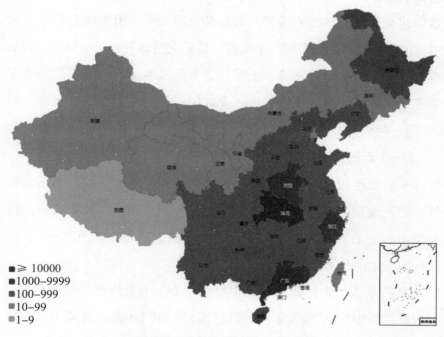

图 3-2　新冠肺炎爆发的地区图

69

这幅已亥年新冠肺炎病区图与上面 3000 年统计已亥年发病区基本一致。不过在古代交通不便，故疫病区集中，现在交通发达，所以疫病区广。

五、新冠肺炎证候分析

前文讲了本次新冠肺炎疫病的病位、病因、病性和病机，现分析其证候。

本次新冠肺炎疫病早期，除以发热、乏力、干咳为主要表现外，少数患者伴有鼻塞、流涕、咽痛、身体酸痛等上呼吸道症状，以及纳差、恶心、呕吐、腹泻等消化道症状。轻型患者仅表现为低热、轻微乏力等，无肺炎表现。重症患者多在发病一周后，出现呼吸困难和/或低氧血症，严重者快速进展为急性呼吸窘迫综合征、脓毒症休克、难以纠正的代谢性酸中毒和出凝血功能障碍等。值得注意的是，重型、危重型患者病程中可为中低热，甚至无明显发热。可知本病的基本特点是：第一是以发热、干咳、乏力为基本症状；第二是病情发展迅速，传染性强，很快就进入重症期；第三是传染的广泛性，如《素问·刺法论》说"五疫之至，皆相染易，无问大小，病状相似"。

（一）新冠肺炎基础症状

本病初起相火犯肺，火燥病位在肺，则发热、干咳；火热伤肺气，相火通三焦伤三焦元气，故乏力。岁运土不及，脾胃虚弱，则见纳差、恶心、呕吐、腹泻等消化道症状。这是本次五运六气气、运病因产生的基本症状。

发热者"病发于阳"，病变以肺为中心。不发热者"病发于阴"，病变以脾为中心。"病发于阴"脾胃虚弱，正气不足，免疫力低，如西医已发现确诊患者周围血常规中白细胞不高，淋巴细胞极低。

（二）新冠肺炎在表症状

相火犯肺，时有阴雨寒湿伤表，则有鼻塞、流涕、身体酸楚、咽痛等外感表证。

（三）新冠肺炎两感疫病重症症状

从五运六气理论看冬温病因，离不开君火、相火，二火通心，所以杨栗山说："温病要得主脑，辟如温气充心，心经透出邪火，横行嫁祸，乘其瑕隙亏损之处，出现无穷怪状，令人无处下手，要其用药，只在泻心经之邪火为君，而余邪自退。"[1]笔者又补之说，寒邪太过，必伤心阳。《素问·气交变大论》说："寒气流行，邪害心火。"《素问·至真要大论》说："寒淫所胜……病本于心。"火通心，寒伤心，两伤其心，且火克肺，肺失其常，一来肺不通调水道，二来脾不能运输而聚水湿，三是三焦不通调水道，气血错乱，营卫不通，君主不明，其危殆在即矣。肺间质属于三焦腠理，为气血交换之处，三焦相火伤肺间质，则有痰饮瘀阻塞气道而出现呼吸困难和／或低氧血症，严重者快速进展为急性呼吸窘迫综合征、脓毒症休克、难以纠正的代谢性酸中毒和出凝血功能障碍等。脓毒症似是中医之肺痈，即苇茎汤证。

总之，"清邪"在上在表伤心肺，伤肺则绝呼吸动力源。"浊邪"在里伤脾胃，脾胃伤则营卫不通，营卫不通则百骸病矣。肺伤不能吸纳风寒暑湿燥火天气，脾伤不能摄纳地之五味，心肺脾三本俱伤，神气不生，形神分离则死[2]。

（四）疫病复发

当时治愈，过后复发，也是常事，不必惊慌奇怪。一是尚有余

---

［1］杨栗山著、王致谱点校：《伤寒瘟疫条辨》，福建科学技术出版社，2010年，40。

［2］田合禄：《内经真原——还原内经原创理论体系》，中国中医药出版社，2019年，46。

邪潜伏而后复发，再是愈后劳复、食复、房复者也不少，这不是疫情加重。吴又可在《温疫论·劳复食复自复》说："疫邪已退，脉证俱平，但元气未复，或因梳洗沐浴，或因多言妄动，遂致发热，前证复起，惟脉不沉实为辨，此为劳复……若因饮食所伤者……此名食复……若无故自复者，以伏邪未尽，此名自复。"叶天士说："恐炉中虽息，灰烟有火。"

有的复发属于伏邪。清代刘吉人说："感六淫而即发病者，轻者谓之伤，重者谓之中。感六淫而不即病，过后方发者，总谓之曰伏邪。已发者而治不得法，病情隐伏，亦谓之曰伏邪。有初感治不得法，正气内伤，邪气内陷，暂时假愈，后仍复作者，亦谓之曰伏邪。有已发治愈而未能除尽病根，遗邪内伏，后又复发，亦谓之曰伏邪。"[1]

小　结

根据本次新冠肺炎疫病源于五运六气的特点，笔者从五运六气角度探析了新冠肺炎疫病的病因病机及症状，认为此次冬温新冠肺炎疫病是杂气病，是阴阳表里两感疫病，以后天二本肺脾为病变中心，肺为核心，是肺三焦失常导致水湿结聚形成腻苔，肺天脾地伤，气味不纳，神气不生，形神不合，而病危重。笔者根据新冠肺炎疫病这种特点，提出治疗当以相火郁肺为核心，建立以竹叶石膏汤、苇茎汤、升麻鳖甲汤为基础方，可随地域地气、时气、个人体质、宿病加减应用，知犯何逆，"谨守病机，随证治之"。若用一方通治，则贻害无穷。强调扶正祛邪，但以驱逐邪气为第一要义。

---

[1] 裘庆元：《三三医书·伏邪新书》，第二集，中国中医药出版社，2005 年，183。

第四章 2020 庚子年春六种温病对 己亥年疫病的影响

因为 2019 己亥年的新冠肺炎疫病延续到 2020 庚子年的春天，所以必须明了庚子年春天温病对新冠肺炎疫病的影响，到现在还没有医家谈这方面的问题。讲春天温病的书籍不少，有"冬伤于寒，春必温病"者，有"冬不藏精，春必病温"者，还有风温、温毒、冬温等。笔者试着从五运六气解读春天温病。

一、冬伤于寒，春必温病

《素问·生气通天论》和《素问·金匮真言论》都说："冬伤于寒，春必温病。"指出上一年的冬天伤于寒，来年的春天发温病。冬天的正常情况是严寒冬藏，君子固密，阳气潜藏。《素问·四气调神大论》说："冬三月，此为闭藏……逆冬气，则少阴不藏，肾气独沉。"又说："此冬气之应，养藏之道也。逆之则伤肾，春为痿厥，奉生者少。"大概有两种情况。

一是辛苦之人，冬天劳作感受寒邪，当时没有发作，而是藏于肌肤，到来年春暖阳气生发之时，发为温病。《伤寒论·伤寒例》说："冬时严寒，万类深藏，君子固密，则不伤于寒。触冒之者，乃名伤寒耳……中而即病者，名曰伤寒；不即病者，寒毒藏于肌肤，至春变为温病，至夏变为暑病。"周学海《读书笔记》解释说："冬伤于寒，是感受冬时闭藏之令太过也……夫冬伤于寒者，寒气外逼，则卫气内陷，而营气为所灼耗也……若冬日薄衣露处，皮肤皆寒，则腠理致密，卫气略无伸舒，而内积于营分，津液为所销，内热有太盛欲焚之虑矣。"[1] 于是春发温病。

二是冬天严寒阳气潜藏之时，遇到非时之暖，寒伤不潜藏阳气，收藏之令不行，发为冬温，有冬行春令风阳之气、冬行夏令君相二火之气的分别，客气相火加临发病在少阳三焦，客气君火加临发病在少阴肾而伤肾阴，客气风木加临发病在厥阴肝胆，此风火必犯肺。

二、冬伤于寒，春生瘅热

《灵枢·论疾诊尺》说："冬伤于寒，春生瘅热。"这也是说春天温热病，温热犯肺。

三、冬不藏精，春必病温

《素问·六节藏象论》说："肾者，主蛰，封藏之本，精之处也。"《素问·金匮真言论》说："夫精者，生之本也。故藏于精者，春不病温。"《素问·玉版论要》说"病温虚甚死"。则冬不藏精，春必病温。此言烦劳多欲之人损伤阴精，至春暖阳气鼓动生发，则发温病，阴亏甚则死。

"冬伤于寒，春必温病"和"冬不藏精，春必病温"，名伏气为病，即伏气春温。伏气温热，首先犯肺，是郁热在肺，心肺肾三脏发病。

---

[1] 周学海:《读书笔记》，江苏科学技术出版社，1983 年，93。

四、风温

春天厥阴风木主时，天气晴燥，艳阳温暖，感受其气，即病风温。风邪上受，首先犯肺。

五、温毒

风温病，若遇加临少阳相火、少阴君火，则变为温毒。风温、温毒是时气新感春温。《黄帝内经》言伤于风热，上先受之，首先犯肺。

六、冬温

伏气春温也好，新感温病也好，其温热之气先伏犯肺，叶天士说温邪上受，首先犯肺是也。如遇加临阴雨寒湿雾露之邪，以《伤寒论·伤寒例》言发为冬温。何秀山说："冬行春令，反有非节之暖，感其气而病者，名曰冬温。"[1]就是说冬时非节之暖，至少应该有厥阴风木的加临、少阴君火的加临、少阳相火的加临三种情况，而各不相同，但都能造成冬温，成为伏气温邪。如《素问·六元正纪大论》说：阳明之政少阴君火在泉，"终之气，阳气布，候反温，蛰虫来见，流水不冰，民乃康平，其病温"。厥阴之政少阳相火在泉，"终之气，畏火司令，阳乃大化，蛰虫出见，流水不冰，地气大发，草乃生，人乃舒，其病温厉"。少阳之政厥阴风木在泉，"终之气，地气正，风乃至，万物反生，霿雾以行。其病关闭不禁，心痛，阳气不藏而咳"。《素问·至真要大论》说："岁厥阴在泉，风淫

---

[1]俞根初著、徐荣斋重订:《重订通俗伤寒论》，上海卫生出版社，1957年，269。

所胜，则地气不明，平野昧，草乃早秀。民病洒洒振寒，善伸数欠，心痛支满，两胁里急，饮食不下，膈咽不通，食则呕，腹胀善噫，得后与气，则快然如衰，身体皆重。"又说："岁少阴在泉，热淫所胜，则焰浮川泽，阴处反明。民病腹中常鸣，气上冲胸，喘不能久立，寒热皮肤痛，目瞑齿痛䐃肿，恶寒发热如疟，少腹中痛腹大，蛰虫不藏。"又说："岁少阳在泉，火淫所胜，则焰明郊野，寒热更至。民病注泄赤白，少腹痛，溺赤，甚则血便。"

而吴坤安《伤寒指掌》说"春应暖而反寒，感此非时之寒为寒疫"[1]，新感寒气搏束于外表，内热郁伏，是两感疫病。《伤寒论》伤寒两感指相表里的两经，如太阳和少阴两感、阳明和太阴两感、少阳和厥阴两感。《重订通俗伤寒论·两感伤寒》所论"两感伤寒"是"身受阴寒之气，口食生冷之物，表里俱伤者为两感，其病多发于夏令夜间。因人多贪凉（笔者按：伤表），喜食冰水瓜果故耳（笔者按：伤里）"[2]。而冬温疫病两感，多发病于冬令，遇阴雨寒湿雾露之气伤阳仪系统表阳、火热伤肺胃阴仪系统里阴的两感，不得混淆。

俞根初《通俗伤寒论·风温伤寒》说："天时温暖，感风寒郁而爆发。"此属风寒搏束而内热，病发厥阴。《通俗伤寒论·春温伤寒》谓"伏温内发，新寒外束，有实有虚。实邪多发于少阳膜原，虚邪多发于少阴血分阴分"，"膜原伏邪，由春感新寒触发"，"少阴伏气温病，骤感春寒而发"，"热入精室，较热入血室为尤深，欲火与伏火交蒸，转瞬间阴竭则死"[3]。血分在心，阴分在肾，少阳在三焦。

---

[1] 何廉臣重订、张爱军点校：《感症宝筏》，福建科学技术出版社，2004年，315。

[2] 俞根初著、徐荣斋重订：《重订通俗伤寒论》，上海卫生出版社，1957年，198。

[3] 俞根初著、徐荣斋重订：《重订通俗伤寒论》，上海卫生出版社，1957年，231，243-245。

《灵枢·本输》说："少阳属肾，肾上连肺，故将两脏。三焦者，中渎之腑也，水道出焉，属膀胱，是孤之腑也。"三焦属胃由此可知，少阳温病当病肺、胃、肾、三焦。俞根初说病发厥阴有四：外寒内热、外热内寒、下寒上热、上寒下热。病发少阴，手少阴心主火热，足少阴肾主寒水，其证有三：水为火灼、火为水遏、水火互结。[1]

　　无论是春温，还是风温、温毒等，只要感受新寒搏束于外，则发冬温。《素问·四气调神大论》谓"春三月……此春气之应，养生之道也。逆之则伤肝，夏为寒变，奉长者少"，"逆春气，则少阳不生，肝气内变"。因为初之气太阳寒水不但伤损肝胆春升阳气，继则损伤心阳，所以2020庚子年春天初之气多外感寒湿而温热郁肺，寒湿首先伤表，春天温病伏郁于内。俞根初认为，"伏温内发，新寒外束，有实有虚。实邪多发于少阳膜原（笔者按：冬伤于寒，春必温病），虚邪多发于少阴血分阴分（笔者按：冬不藏精，春必病温）"，"膜原伏邪，由春感新寒触发者，法当辛凉发表"，"少阴伏气温病，骤感春寒而发者，必先辛凉佐甘润法……热入精室，较热入血室为尤深，欲火与伏火交蒸，转瞬间阴竭则死。"何廉臣说："每由春令天气过暖，吸受温邪，先伏于肺，猝感暴寒而发。"[2]2020庚子年初之气多是此病，何况还有2019己亥年延续到庚子年的初之气呢。

　　何廉臣在《重订通俗伤寒论》说："冬令仍温，收藏之令不行，中气因太泄而伤，邪热因中虚而伏，其绵延淹滞，较《（临证）指南》所论更甚，调治之法尤难，非参芪所能托，非芩连所能清，惟

---

　　[1]俞根初著、徐荣斋重订：《重订通俗伤寒论》，上海卫生出版社，1957年，193-195。

　　[2]俞根初著、徐荣斋重订：《重订通俗伤寒论》，上海卫生出版社，1957年，242-245。

藉轻清灵通之品，缓缓拨醒其气机，疏透其血络，始可十救一二。若稍一呆钝，则非火闭，即气脱矣。"[1]

总之，虽然春天有六种温病，但是温热犯上，首先犯肺则一也。而新冠肺炎疫病本病于肺，二邪合一则会加重病情。

对于新冠肺炎疫病，由于受阴雨寒湿雾露之伤，大家看到了患者的舌苔白腻或黄腻，于是断定是寒湿直中三阴，却没有人考虑是肺热内郁生湿。肺郁蕴湿是冬温新冠肺炎疫病的重要病理变化，需要开肺气以化湿，胸中大气一转，雾散天晴，阴霾尽去。喻嘉言《医门法律·大气论》说："身形之中，有营气、有卫气、有宗气、有脏腑之气、有经络之气，各为区分。其所以统摄营卫、脏腑、经络，而令充周无间，环流不息，通体节节皆灵者，全赖胸中大气，为之主持……五脏六腑，大经小络，昼夜循环不息，必赖胸中大气，斡旋其间。大气一衰，则出入废，升降息，神机化灭，气立孤危矣。如之何其可哉，《金匮》亦常一言之，曰：营卫相得，其气乃行；大气一转，其气乃散。见营卫两不和谐，气即痹而难通。必先令营卫相得，其气并行不悖，后乃俟胸中大气一转，其久病驳劣之气始散。然则大气之关于病机若此，后人不一表章，非缺典乎？"[2]

七、病位

火热温邪，除首先犯肺外，因风性升扬，故《素问·金匮真言论》说：春病在头。春阳肝胆从左升发，故《灵枢·九针论》记载在人体左边为立春、春分，则病在左的多（图4-1）。

---

[1]俞根初著、徐荣斋重订：《重订通俗伤寒论》，上海卫生出版社，1957年，40。

[2]喻嘉言：《医门法律》，上海科学技术出版社，1983年，6。

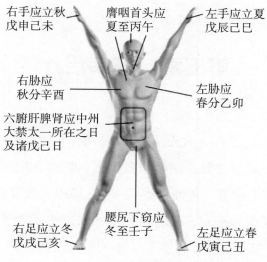

图 4-1　人体九宫相应天道图

又冬温，收藏之令不行，中气因太泄而伤，邪热因中虚而伏，则多脾胃病。

小　结

2020 庚子年的春天，既有 2019 己亥年冬伤寒水所发之春温，又有 2020 庚子年春天所发之风温、温毒之病，还有冬温等，病有异，而温热病性同，都首先犯肺，有同一病位。同中有异，治疗有别。这些复杂因素必然会影响己亥年新冠肺炎延续到庚子年初之气的病情发展，要综合考虑。

第五章　疫病治疗

治疗疫病，《素问·六元正纪大论》说："先立其年，以明其气，金木水火土，运行之数；寒暑燥湿风火，临御之化，则天道可见，民气可调，阴阳卷舒，近而无惑。"对于2019己亥年疫病来说，终之气的主气是太阳寒水，客气是少阳相火，地域之气有阴雨寒湿，岁运土不及，这是医师首先要明白的事情。

疫病的治疗，有中药治疗、针灸治疗、按摩治疗等。西医治疗以杀死病原体为主，这是其优点，缺点是缺乏对患者体质的考虑。中医治疗以人为本，改变患者的体质内环境而不生病原体，以提高患者的免疫力为主，现代科技已经证明中药也有杀病菌、病毒的作用。

一、中药治疗

疫病属于外感病范畴，逐邪解毒为第一要义，逐痰湿瘀壅塞为第二要义，张仲景说"勿令九窍闭塞"（《金匮要略·脏腑经络先后病脉证第一》）。《温疫论·标本》说："诸窍，乃人身之户牖也，邪自窍而入，未有不由窍而出。"具体方法是"开鬼门，洁净府，去菀陈莝"（《素问·汤液醪醴论》）。"九窍"一般指上面七窍和下面前后阴，笔者认为应将"窍"活看，包括一切孔窍，如毛窍、汗孔，而汗孔又称"玄府"。诸窍不开，邪无出路，由表入里，传入脏腑，营卫不通，甚则危及生命。《灵枢·热论》说："热病脉尚盛躁而不得汗者，此阳脉之极也，死。"

窍闭无以生神则死。《素问·六节藏象论》说："天食人以五气，地食人以五味，五气入鼻，藏于心肺，上使五色修明，音声能彰。五味入口，藏于肠胃，味有所藏，以养五气，气和而生，津液相成，神乃自生。"鼻窍闭塞则不能呼吸天气，口窍闭塞则不能纳五谷地气，没有天地之气，神不能生。《灵枢·天年》说："失神者死，得神者生。"

腠理为少阳三焦之腑，腠理窍闭则三焦元气运行不畅，而气道阻滞，诸病生焉。

《素问玄机原病式·六气为病》说："玄府者，无物不有，人之脏腑、皮毛、肌肉、筋膜、骨髓、爪牙，至于世之万物，尽皆有之，乃气出入升降之道路门户也……'出入废则神机化灭，升降息则气立孤危。故非出入则无以生长化收藏，是以升降出入，无器不有。'人之眼、耳、鼻、舌、身、意、神识能为用者，皆由升降出入之通利也，有所闭塞者，不能为用也，若目无所见，耳无所闻，鼻不闻臭，舌不知味，筋痿骨痹，齿腐，毛发堕落，皮肤不仁，肠不能渗泄者，悉由热气怫郁，玄府闭塞而致，气液、血脉、荣卫、精神不能升降出入故也。"所以，"'血气者，人之神，不可不谨养也'，故诸所运用，时习之则气血通利，而能为用；闭塞之则气血行微，而其道不得通利，故劣弱也。若病热极甚则郁结，而气血不能宣通，神无所用，而不遂其机，随其郁结之微甚，有不用之大小焉，是故目郁则不能视色，耳郁则不能听声，鼻郁则不能闻香臭，舌郁则不能知味，至如筋痿骨痹，诸所出不能为用，皆热甚郁结之所致也"。由于三焦腑腠理不通，故"气液、血脉、荣卫、精神不能升降出入"，导致"眼、耳、鼻、舌、身、意、神识"皆病。肺郁则鼻不闻香臭。心开窍于舌，脾脉上连舌本，心、脾胃病则不知味。

　　腠理的疏密影响着汗孔的开合和汗液的排泄。在正常情况下，卫气充盈于腠理之中，控制和调节腠理之开合。正如《灵枢·本脏》所说："卫气者，所以温分肉，充皮肤，肥腠理，司开合者也。"若腠理紧密则汗孔多闭，故体表无汗，若腠理疏松则汗孔多开，故体表有汗。所以，腠理的疏密直接影响汗液的多少，调节人体的津液代谢和体温的高低。在病理情况下，若腠理开，则令汗出，可致伤津脱液。如《灵枢·决气》说："津脱者，腠理开，汗大泄。"《素问·举痛论》也说："寒则腠理闭……炅则腠理开，荣卫通，汗大泄，故气泄。"《素问·生气通天论》说："阳气者，精则养神，柔则养筋。开阖不得，寒气从之，乃生大偻。陷脉为瘘，留连肉腠。俞气化薄，传为善畏，及为惊骇。营气不从，逆于肉理，乃生痈肿。魄汗未尽，形弱而气烁，穴俞以闭，发为风疟。故风者，百病之始也，清静则肉腠闭拒，虽有大风苛毒，弗之能害，此因时之序也。"所以，腠理有时又被视为汗孔。腠理是外邪入侵人体的门户。腠理致密可提高人体抗病能力，防止外邪入侵。若腠理疏松或不固，则风寒外邪易于侵袭人体；腠理闭郁，则毛窍闭塞，肺气不宣，卫气不得外达，在表的风寒之邪难出，可引发恶寒发热、无汗等。《素问·举痛论》说："悲则心系急，肺布叶举，而上焦不通，荣卫不散，热气在中，故气消矣。恐则精却，却则上焦闭，闭则气还，还则下焦胀，故气不行矣。寒则腠理闭，气不行，故气收矣。炅则腠理开，荣卫通，汗大泄，故气泄。"《灵枢·大惑论》说："邪气留于上焦，上焦闭而不通。"《素问·调经论》说："上焦不通利，则皮肤致密，腠理闭塞，玄府不通。"《素问·调经论》说："有所劳倦，形气衰少，谷气不盛，上焦不行，下脘不通，胃气热，热气熏胸中，故内热。寒气在外，则上焦不通，上焦不通，则寒气独留于外，故寒栗。上焦不通利，则皮肤致密，腠理闭塞，玄府不通，卫气不得泄越，故外热。"《灵枢·大惑论》说："邪气留于上焦，上焦闭而不通，已食若饮汤，卫气留久于阴而不行，故卒然多卧焉。"《素问玄机原病式·六气为病》说："人之眼耳鼻舌身意，神识能为用者，皆由升降出入之通利也，有所闭塞者，不能为用也。"并将眼、耳、鼻、舌、身、意识等病变皆归咎于"热气怫郁，玄府闭密，而致气液血脉营卫精神不能升降出入故也"，"若病热极甚则郁结，而气血不能宣通，神无所用，而不遂其机，随其郁结之微甚，有不用之大小焉。是故目郁则不能视色，耳郁则不能听声，鼻郁则不能闻香臭，舌郁则不能知味"。

由于腠理郁结不通，就会导致气滞、水液停滞、血液凝滞等一系列病变，郁结日久则成瘤。郁有气郁、血郁、湿郁、痰郁、食郁、火郁等，或云气、血、痰、食、饮等病邪的郁积。

外感寒、湿、燥则腠理郁闭，《伤寒论》说可以导致"阳气怫郁"而发热，日久可导致水饮、痰瘀。外感风、热、火则腠理开而汗泄，误治则损津血而腠理通行郁滞，郁滞则腠理病。外感温疫之气同样可以导致阳热怫郁，如杨栗山在《伤寒瘟疫条辨·发表为第一关节辨》中说："温病得于天地之杂气，怫热在里。"并说："杂气由口鼻入三焦，怫郁内炽。"疫热怫郁腠理，腠理腑郁结不通，所以在治疗上重视开通郁结。《灵枢·刺节真邪论》说："有所结，中于筋，筋屈不得伸，邪气居其间而不反，发为筋瘤。有所结，气归之，卫气留之，不得复反，津液久留，合而为肠瘤，久者数岁乃成，以手按之柔。有所结，气归之，津液留之，邪气中之，凝结日以易甚，连以聚居，为昔瘤，以手按之坚。有所结，深中骨，气因于骨，骨与气并，日以益大，则为骨瘤。有所结，中于肉，宗气归之，邪留而不去，有热则化而为脓，无热则为肉瘤。"郁结成瘤矣。

由上述可知宣通诸窍在治疗疾病过程中的重要意义。外感邪气，汗孔腠理闭塞，鼻窍闭塞，见呼吸不利、发热、咳嗽等，发汗逐邪，"开鬼门"，对恢复肺的宣肃治节功能，对宣畅一身气机有重要意义。《伤寒论》的承气汤、五苓散、茵陈蒿汤等通二阴下窍而"洁净府"。而鳖甲煎丸、大小陷胸汤、葶苈大枣泻肺汤、桂枝茯苓丸等则是"去菀陈莝"法。

2019己亥年的新冠肺炎冬温疫病生于五运六气，以气、运为主要发病因素，治疗自当以气、运为基础，其基础病因是五运六气中客气少阳三焦相火在泉和岁运土不及。《素问·六元正纪大论》说："（厥阴司天）上辛凉，（中运）中甘和，（少阳在泉）下咸寒。"《素问·至真要大论》说："岁少阳在泉，火淫所胜，则焰明郊野，寒热更至。民病注泄赤白，少腹痛，溺赤，甚则血便……火淫于内，治以咸冷，佐以苦辛，以酸收之，以苦发之。"又说："火司于地，寒反胜之，治以甘热，佐以苦辛，以咸平之。"又说："少阳之胜，热客于胃，烦心心痛，目赤欲呕，呕酸善饥，耳痛溺赤，善惊谵妄，暴热消烁，草萎水涸，介虫乃屈，少腹痛，下沃赤白……少阳之胜，治以辛寒，佐以甘咸，以甘泻之。"这是说，己亥年少阳相火在泉当治以咸寒，土运不及用甘和。而少阳相火在泉，主气是太阳寒水，或又遇某地区阴雨寒湿，如果少阳相火胜就"治以辛寒，佐以甘咸，以甘泻之"，若寒克胜少阳相火就"治以甘热，佐以苦辛，以咸平之"，其治法是不一样的，需要明辨。

（一）初起治疗

笔者在 2020 年 2 月 19 日发表在《浙江中医药大学学报》网络首发论文和《浙江中医药大学学报》2020 年 3 月第 44 卷第 3 期发

表的《五运六气解读新型冠状病毒肺炎》一文，阐述了己亥年终之气的新冠肺炎疫病的基本病因是客气少阳相火郁肺的观点。

据《人民日报》微博（本期编辑：胡洪江、李娜）"中国－世界卫生组织新型冠状病毒肺炎联合考察报告 2020 年 2 月 16–24 日"报道（图 5–1）。

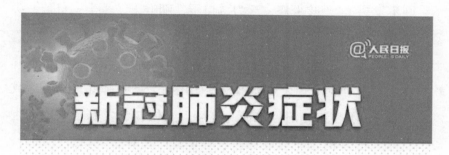

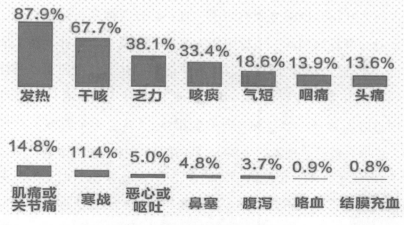

图 5–1 新冠肺炎疫病症状图

　　新冠肺炎疫病初起，"第七版诊疗方案"推荐乏力、肠胃不适者用藿香正气软胶囊（丸、水、口服液），乏力伴发热者用连花清瘟胶囊（颗粒）、金花清感颗粒、疏风解毒胶囊（颗粒）。

　　然而新冠肺炎疫病初病少阳相火郁于肺，火燥郁肺伤阴伤气，发热（发热在下午者多，因肺主下午，谓之潮热。脾胃虚弱，正气不足则不发热），干咳少痰，乏力，口干，咽喉干，鼻干，口苦，头晕，干呕，恶心，食欲不振（少阳病寒中，土运不及），舌质红、干，少薄白苔，还有阴雨寒湿外感，是两感疫病，无论是藿香正气软胶囊（对肺有少阳相火郁肺不利，使用后会增强肺部火燥，造成疫毒郁肺），还是连花清瘟胶囊（连翘、金银花、炙麻黄、炒苦杏仁、石膏、板蓝根、绵马贯众、鱼腥草、广藿香、大黄、红景天、薄荷脑、甘草）、金花清感颗粒（金银花、浙贝母、黄芩、牛蒡子、青蒿等）（过于辛凉不宜解表部寒湿，炙麻黄、炒苦杏仁只是治咳，非解表寒湿；脾本弱，却有大黄伤脾）都不适合。

　　众所周知，武汉地区秋冬多旱，加之冬行少阳相火，冬时天暖，火热郁肺，宜清火解毒，忌用燥药；又感阴雨寒湿在表，岁运不及脾虚而兼吐泻，少阳之胜有寒中，宜补脾燥湿散寒，忌用润药。所以新冠肺炎疫病初起，治少阳相火要用辛凉咸寒养阴补气药，从岁运说，基础方要扶助脾胃正气，透热清肺以祛邪，用药当以辛咸寒透热清散和温健脾胃为主，基础方要根据时气及患者体质，可以选用竹叶石膏汤、苇茎汤、升麻鳖甲汤、《备急千金要方》芦根饮子（芦根、竹茹、粳米、生姜）、刘河间桔梗汤（凉膈散去芒硝、大黄）、清燥救肺汤、银翘散、麦门冬汤等。《伤寒论》以大小白虎汤治相火太过，竹叶石膏汤是大白虎汤，竹叶、石膏清透火热，火热伤阴用麦冬，伤气用人参，温中补脾用甘和温润的炙甘草、粳米，化痰降逆用半夏，加以咸寒解毒之鳖甲、升麻，《神农本草经》记载升麻"主解百毒"，蜀椒、雄黄治下浊邪。用苇茎汤，一来防其脓毒症肺损伤，二来恢复肺的宣发肃降功能，芦根清透肺热，养阴宣肺，肺郁蕴湿，以芦根、薏苡仁利尿祛湿，肺郁不降，以冬瓜仁、桃仁通便肃清腑道，以瓜子仁、薏苡仁清热化痰排脓，以桃仁化瘀。

还有《三因极一病证方论》的"正阳汤"（由白薇、玄参、川芎、炙桑白皮、当归、芍药、旋覆花、炙甘草、生姜各半两组成），其谓："治子午之岁，少阴君火司天，阳明燥金在泉，病者关节禁固，腰痛，气郁热，小便淋，目赤心痛，寒热更作，咳喘或鼻衄，嗌咽吐饮，发黄瘅，喘，甚则连小腹而作寒中，悉主之。"吴鞠通自解曰："元参，味苦咸微寒，壮水制火，通二便，启肾水上潮于天，其能治液干，固不待言。《本经》称其主治腹中寒热结聚，其并能解热结可知。"《本草从新》谓白薇"苦咸而寒，阳明冲任之药，利阴气，下水气。主中风身热支满，忽忽不知人，血厥，热淋温疟，寒热疫痛，妇人伤中淋露"。元参、白薇咸寒，正是少阴司天用咸寒之药。

在基础方的基础上，可随地域地气、时气、个人体质、宿病加减应用，如外有阴雨寒湿雾露伤表则加辛温解表药，伤心阳则加扶助心阳药，或加温中芳化药，或加温化利湿药等，或知犯何逆，"谨守病机，随证治之"。若用一方通治，贻害无穷。

因为新冠肺炎疫病是两感疫病，一开始就应该考虑用基础方加减双解表里，或选用刘河间防风通圣散（杨栗山改名双解散）、杨栗山增损双解散。

治疫病当以人为主体，以自然环境为客体，病邪侵入人体扰乱内环境，当以驱逐邪气为第一要义，伤寒当辛温逐邪，温病当辛凉逐邪。

《重订通俗伤寒论·六经总诀》何廉臣说："凡时感病（笔者按：冬温疫病也属于时感病），夹脾虚者难治（笔者按：己亥年本脾虚）……盖外感邪气，多从汗下清泄而外解，若夹脾虚者，脾阳虚则表不能作汗，脾阴虚则里不任攻下，或得汗矣，则阳气随汗而脱；或得下矣，则阴气从下而脱。即纯用滑泄，中气亦不克支持，药愈凉而邪愈遏。脾气不得上升，往往中满便泄，气怯神倦，卒至自汗气脱而死。"[1]己亥年终之气的冬温疫病——新冠肺炎，即属于这种时感病，且岁运土不及而脾虚矣。

新冠肺炎疫病初起，既然是少阳相火犯肺，当有温邪侵犯肺卫的患者，病在气分的患者，甚至有逆传心包的患者，以及病在营血分的患者，病例虽少，也要知道治法。

武汉的新冠肺炎疫病发于 2019 己亥年岁末，而海外的新冠肺炎疫病发于 2020 庚子年，天气、时间、地区不同，治疗用药也要有差别。

（二）失治误治到重型治疗

如病在表在肺，未能宣发透解，疫病杂气郁肺不解，或陷胸中，疫毒损伤肺的腠理间质，三焦肺不能通调水道，肺郁蕴湿，舌质红，苔厚白腻，或黄腻，或黑苔，脾气不振，聚湿成痰饮阻肺，要用柴胡汤类、葶苈大枣泻肺汤、麻杏石甘汤、五苓散、射干麻黄汤宣透清热、化痰祛湿，即"第七版治疗方案"的清肺排毒汤、化湿败毒方。如有瘀，要加苇茎汤宣肺肃降、逐瘀化痰，预防肺脓肿发生，或用通腑剂通腑泄热。气营两燔可用余霖的清瘟败毒饮。

---

[1] 俞根初著、徐荣斋重订:《重订通俗伤寒论》，上海卫生出版社，1957 年，43。

新冠肺炎疫病初起，少阳相火犯肺，形成火燥郁肺，以间质性肺炎为主，以组织细胞、肺大泡损伤与坏死为病理特征。到了重症期，因为三焦、肺失常，不能通调水道，聚湿为患，气滞成瘀，则以渗出性炎症为主，以组织炎性渗出与水肿淤积为病理特征，常常后遗纤维化。不懂五运六气，不知此理。人们常说脾为生湿之源，却不知肺主一身之气及水道，《黄庭经》说三焦之用在肺，少阳三焦及肺有病怎能不生湿？少阳三焦与心包相表里，少阳三焦失常病及心包，常见心肌炎、心包积液，甚至神昏、休克。此时的湿热是病理产物，不是外感湿热，是外感阴雨寒湿伤表，不得以外感湿热论治。少阳属肾，肾上连肺，所以会病及肾。

《灵枢·脉度》说："心气通于舌，心和则舌能知五味矣""脾气通于口，脾和则口能知五谷矣。"《灵枢·邪气脏腑病形》说："其浊气出于胃，走唇舌而为味。"少阳相火失常，伤及心肺脾三本，舌失所养，则味觉功能丧失。舌苔厚腻或黄厚枯干（痰火闭塞心窍），以及厚腻苔阻隔舌质不能接触食物者，也可使舌不知味，常伴胃纳呆滞等。《伤寒论》中亦多处论及味觉异常情况，如第224条说"三阳合病……口不仁"，所谓"口不仁"就包括语言不利，舌不知味。《金匮要略·中风历节病脉证并治第五》载《近效方》术附汤治"不知食味"。李东垣在《脾胃论》中多次提及"口不知味"。

《灵枢·脉度》说："肺气通于鼻，肺和则鼻能知臭香矣；心气通于舌，心和则舌能知五味矣；脾气通于口，脾和则口能知五谷矣。"《素问·五脏别论》说："心肺有病而鼻为之不利。"少阳相火病，则心肺脾三本皆病，以及口舌鼻皆病，就会导致口不知味和鼻不闻香臭。特别是肺脾两脏，肺吸入五天气、脾纳食五味而生神。

（三）危重型治疗

吴鞠通说："化源绝，乃温病第一死法也⋯⋯细按温病死状百端，大纲不越五条。在上焦有二：一曰肺之化源绝者死；二曰心神内闭，内闭外脱者死。在中焦亦有二：一曰阳明太实，土克水者死；二曰脾郁发黄，黄极则诸窍为闭，秽浊塞窍者死。在下焦则无非热邪深入，消烁津液，涸尽而死也。"[1]新冠肺炎疫病，少阳相火郁肺，首先是"化源绝"，涉及心肺脾三本，肺绝化源，心神内闭，脾不生神，岂能生乎！

刘茜等在《新型冠状病毒肺炎死亡尸体系统解剖大体观察报告》中说"大量灰白色黏稠液体溢出""淤血较重""肺背侧呈暗黑色斑片状，触之质韧""支气管腔内见胶冻状黏液附着""心包腔内见中等量淡黄色清亮液体，心外膜轻度水肿，右心耳充盈饱满""左、右心室壁及室间隔厚度分别为 1.4、0.4、1.5cm。右冠状动脉节段性Ⅰ～Ⅲ级粥样硬化斑块，左前降支有长 0.5cm Ⅱ～Ⅲ级粥样硬化斑块。腹腔少量淡黄色清亮液体。肝色灰暗，质量 1350g；胆囊充盈、增大。胃空虚，胃黏膜呈暗红色，可见少量出血点。肠道颜色正常，小肠节段性扩张与狭窄相间。脾肉眼观未见异常，质量 240g。双肾表面呈细颗粒状，体积缩小，左肾多发性囊肿，最大者 1.0cm×0.8cm×0.6cm，双肾质量共 260g。头皮下轻度水肿，脑水肿，大脑皮质轻度萎缩，双侧轻度小脑扁桃体疝形成，无脑出血。脑质量 1280g，切面肉眼观未见异常[2]（图 5-2）"。

---

[1] 吴鞠通：《温病条辨》，人民卫生出版社，1972 年，21。

[2] 刘茜等：新型冠状病毒肺炎死亡尸体系统解剖大体观察报告 [J]，法医学杂志，2020 年 2 月第 36 卷第 1 期，第 2 页。

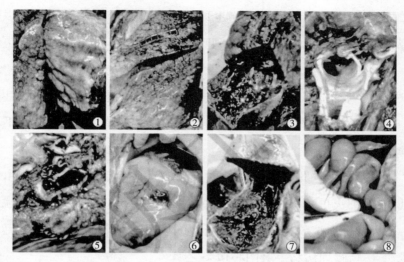

1 右侧胸膜增厚，与右肺广泛粘连；2 左肺灰白色斑片状病灶；3 肺切面灰

白色黏稠液体溢出，并可见纤维条索；4 气管腔内见白色泡沫状黏液；

5 右肺支气管腔内见胶冻状黏液附着；6 心包腔内见淡黄色清亮液体，

右心耳充盈饱满；7 心肌切面呈灰红色鱼肉状；8 小肠节段性扩张与狭窄相间

图 5-2 尸体解剖图

此乃诸窍闭塞，形神分离，还能有命吗！

危重期患者见呼吸困难，气喘气促，神昏，烦躁，汗出肢冷，舌质紫黯，苔厚腻或燥，脉浮大无根，可使用参附汤、四逆加人参汤、苏合香丸、安宫牛黄丸等。

（四）重视心包主脉病

导致新冠肺炎的相火不仅伤肺，也伤肺中的血脉。《黄帝内经》说心包络主脉病，从图 5-2 可知，新冠肺炎疫病有血脉病，而且少阳三焦和手厥阴心包都主相火。2019 年终之气冬行相火之气，必然会伤到血脉，则血脉的内壁细胞及其中的血液都会受伤，血液受热凝滞，血管的内皮细胞受伤脱落，都会形成血脉的栓塞，有肺部血管的栓塞、心部血管的栓塞，也可以形成脑部血管的栓塞，所以哈佛大学医学院 Mehra 教授在《柳叶刀》发文说，新冠肺炎病毒更像是一种心血管病毒。《美国心血管学会会刊》上的一篇文章指出：通过对 2700 多名患者的追踪，在对这些病人使用抗凝剂后，危重症患者（也就是上了呼吸机的病人），他们的死亡率能够从 63% 一下子就降到 29%。

俞根初说："邪气内伏，往往屡夺屡发，因而殒命者，总由邪热炽盛，郁火熏蒸，血液胶凝，脉络窒塞，营卫不通，内闭外脱而死。"[1]此"血液胶凝，脉络窒塞，营卫不通，内闭外脱而死"，乃手少阳三焦腑腠理病和手厥阴心包络之病。

（五）调理少阳三焦

通过图 5-2 可以清楚地看到，肺中有大量积液，这与 2019 年冬行夏令少阳三焦相火有关，少阳三焦主水道，三焦水道失常则积水液，所以，治疗新冠肺炎要调理少阳三焦，可以增强疗效。

二、针刺治疗

（一）《素问·刺法论》《素问·本病论》针刺法

《素问·刺法论》和《素问·本病论》中治疗疫病多用针刺疗法，方法简单有效，应当发扬光大。

《素问·刺法论》讲了如下几种运气针法。

第一，是五运抑制间气升降的针刺法（先明白客气流转规律，图 5-3），即治运气郁气之原则。《素问·刺法论》提出治郁的原则是"折郁扶运，补弱全真，泻盛蠲余"，意思是泻除郁结之气，补助

---

[1]俞根初著、徐荣斋重订：《重订通俗伤寒论》，上海卫生出版社，1957 年，38。

其虚，即泻实补虚，不可犯"虚虚实实"之弊，并提出用五输穴进行治疗的具体方法。

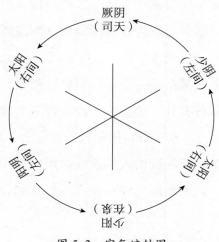

图 5-3　客气流转图

1. 五行升法

治上升中"郁气"的针法，以补本气而达到泄本气之郁的目的。

木欲升而天柱窒（金运）抑之，刺足厥阴之井。

天柱，金星别名。木内郁，刺足厥阴之井穴大敦以泻木郁（金运当指乙卯、乙酉年，再合司天之阳明金，厥阴木为地右间，图 5-4）。

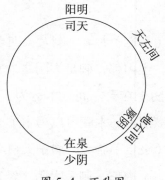

图 5-4　不升图

凡升者，皆指地右间上升为天左间。

若阳明司天年，厥阴风木，应该从地之右间上升为天之左间，而在司天位置上的阳明合乙年金运金气不退位，阻抑厥阴风木的升迁，则木气被郁，郁久而发为害，所以要针刺足厥阴之井穴大敦以泻木郁。

如何泻木郁之气呢？经文告诉我们要针刺足厥阴肝经的井穴大敦。人体十二经脉各有井、荥、输、经、合五个输穴，按顺序阴经合于木、火、土、金、水五行，阳经合于金、水、木、火、土五行，并与人体五脏系统相配，调治人体疾病时可以取用相应的穴位。足厥阴肝经是阴经，属木的同气穴在井穴，故针刺井穴大敦可以泻木郁之气。

泻木郁最好配合天时，如一年中的春季，一月中的甲乙日，一日中的早上，或子午流注中的泻肝木法，这些特定的时间段，既是泻木郁、木旺的最佳时刻，也是补木的最佳时刻，不可忘记。

余皆仿此，不再绘图。

火欲升而天蓬窒（水运）抑之，刺手心包络之荥。

天蓬，水星别名。火内郁，刺手心包络之荥穴劳宫泻郁火。（水运当指丙辰、丙戌年，再合司天太阳寒水，少阴火为地右间。水旺可以泻水）

土欲升而天冲窒（木运）抑之，刺足太阴之俞。

天冲，木星别名。土内郁，刺足太阴之俞穴太白泻郁土。（木运为壬子、壬午年，太阴土在天左间。木运为丁巳、丁亥年，太阴土为地右间，再合司天厥阴木。木旺可以泻木）

金欲升而天英窒（火运）抑之，刺手太阴之经。

天英，火星别名。金内郁，刺手太阴之经穴经渠泻郁金。（火运

为戊寅、戊申年，阳明燥金在天左间。火运为癸丑、癸未年，阳明金为地右间）

水欲升而天芮窒（土运）抑之，刺足少阴之合。

天芮，土星别名。水内郁，刺足少阴之合穴阴谷泻郁水。（土运当指甲寅、甲申年，太阳在地右间。笔者认为，泻土也可以治水郁）

这里的五输穴井、荥、输、经、合有五行之分，可以配客运客气之五行木、火、土、金、水，哪一行被郁，就在五输穴中的哪一行治之。

2. 调阴阳升降：木升土降法

对下降中的"郁气"，采用泻"胜气"以解放"郁气"。

木欲降而地晶（金运）窒抑之，刺手太阴之出、手阳明之所入。

"出"为井穴，"入"为合穴。阴经井穴为木，阳经合穴为土。风木主阳气之升，湿土主阴气之降。刺阴经井穴木、阳经合穴土，就是调阴阳之升降。治其"抑"者。

木欲降而金运（地晶，金气）抑之，木内郁，刺手太阴之出井穴少商及手阳明之所入合穴曲池泻金气（图5-5）。

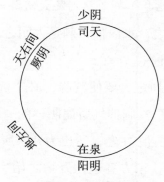

图 5-5　不降图

凡降者，皆指天右间降到地左间。

此金运当指庚子、庚午年，厥阴在天右间而欲降，受到太过金运及在泉阳明燥金的克制而不得下降，就从肺金系统泄胜气，刺手太阴肺经的井穴少商及手阳明大肠经的合穴曲池。因为井穴为木以泄木郁，合穴为水以泄金之子，实则泻其子。此与上文木不升相反，为木不降，但不升是泻郁滞木气，此不降是泻所胜之金气。

余皆仿此，不再绘图。

火欲降而水运（地玄）抑之，刺足少阴之出、足太阳之所入。

火欲降而水运抑之，火内郁，刺足少阴之出井穴涌泉及足太阳之所入合穴委中泻水气。

土欲降而木运（地苍）抑之，刺足厥阴之出、足少阳之所入。

土欲降而木运抑之，土内郁，刺足厥阴之出井穴大敦及足少阳之所入合穴阳陵泉泻木气。

金欲降而火运（地彤）抑之，刺心包络之出、手少阳之所入。

金欲降而火运抑之，金内郁，刺心包络之出井穴中冲及手少阳之所入合穴天井泻火气。

水欲降而土运（地阜）抑之，刺足太阴之出、足阳明之所入。

水欲降而土运抑之，水内郁，刺足太阴之出井穴隐白及足阳明之所入合穴足三里泻土气。

不降是因为有气抑之，要使其降，必"折其所胜"，即泻其抑气。如何"折其所胜"？刺抑气所属阴经的"所出"井穴和阳经的"所入"合穴。《难经》说："经言所出为井，所入为合，其法奈何？然：所出为井，井者，东方春也，万物之始生，故言所出为井也；所入为合，合者，北方冬也，阳气入藏，故言所入为合也。"刺阴经之"所出"和阳经之"所入"，是想通过调节其气的生、藏，达到折其抑气的目的。阴经井穴为木，阳经合穴为土。风木主阳气之升，湿土主阴气之降。刺阴经井穴木、阳经合穴土，就是调阴阳之升降。

五运太过要用泻法，就是按照升降的次序，抑制其郁滞的发作，取法于五运气化之本源，以折减郁滞之气。五运不及要用资助的补法，就是扶植运气，以避免虚邪的产生。

六气司天其气胜，则乘所胜，所胜郁发而生我者受灾，这三者组成了一种自稳协调的三角结构关系。如阳明燥金司天，则乘克风木，风木郁发则克湿土，土为金母，于是金、木、土三者组成了一种自稳协调的三角结构关系，即组成了"三生万物"的格局（图5–6）。

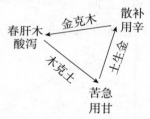

图 5–6 金、木、土自稳协调三角结构关系示意图

3. 调阴阳升降：火升水降法

第二，是司天在泉迁正、退位的针刺法。

《素问·刺法论》也阐述了六气司天在泉的针刺治疗方法。

（1）司天不迁正的针刺法

太阳司天不退，厥阴不迁正，刺足厥阴之所流；厥阴司天不退，少阴不迁正，刺心包络之所流；少阴司天不退，太阴不迁正，刺足太阴之所流；太阴司天不退，少阳不迁正，刺手少阳之所流；少阳司天不退，阳明不迁正，刺手太阴之所流；阳明司天不退，太阳不迁正，刺足少阴之所流。

巳亥年，厥阴气胜不退位，刺足厥阴所入；子午年，少阴气胜不退位，刺手厥阴所入；丑未年，太阴气胜不退位，刺足太阴所入；寅申年，少阳气胜不退位，刺手少阳所入；卯酉年，阳明气胜不退位，刺手太阴所入；辰戌年，太阳气胜不退位，刺足少阴所入。

"流"作溜，溜为荥穴。"入"为合穴。阴经之荥穴为火，阴经之合穴为水。火性炎上主升，水性润下主降。不迁正是不升，故刺阴经荥穴助其升，气胜不退位是气不降，故刺阴经合穴助其降，是一种火升水降法。

太阳司天不退，厥阴不迁正，刺足厥阴所流荥火行间穴。

迁正，即上一年的司天左间，今年迁为司天行令（图5-7），或上一年的在泉左间，今年迁为在泉行令。

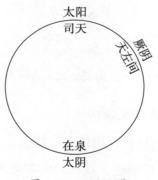

图 5-7　不迁正图

前一年太阳司天不"退位"，则本年新司天厥阴不能从天左间"迁正"司天之位，于是本年新司天之气被郁，就会影响身体健康，这时要针刺被郁新司天经脉的荥穴，荥穴在五行属火。

厥阴司天不退，少阴不迁正，刺手心包络所流荥火劳宫穴。

少阴司天不退，太阴不迁正，刺足太阴所流荥火大都穴。

太阴司天不退，少阳不迁正，刺手少阳所流荥火液门穴。

少阳司天不退，阳明不迁正，刺手太阴所流荥火鱼际穴。

阳明司天不退，太阳不迁正，刺足少阴所流荥火然谷穴。

请注意，六经不迁正都是心火内郁，所以都泻荥火穴。不迁正之气郁于上，郁久则化火，故治不迁正之郁气，均取其荥火穴泻其郁火。前言六气在地右间被郁不升，都是泻所郁之本气。而此在天左间被郁不迁司天正位，六气都被郁而化火，这可能是刘河间六气皆能化火说的来源吧。

（2）不"退位"的针刺法

巳亥年，厥阴司天不退，刺足厥阴所入合水曲泉穴。

退位（图5-8），即上一年司天退居今年司天右间，或上一年在泉退居今年在泉右间。

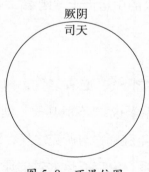

图 5-8　不退位图

前一年厥阴司天气胜不退位，今年继续行使风木之令，而少阴不迁正，当刺厥阴经的所入合水穴曲泉。

子午年，少阴司天不退，刺手厥阴所入合水曲泽穴。

丑未年，太阴司天不退，刺足太阴所入合水阴陵泉穴。

寅申年，少阳司天不退，刺手少阳所入合水天井穴。

卯酉年，阳明司天不退，刺手太阴所入合水尺泽穴。

辰戌年，太阳司天不退，刺足少阴所入合水阴谷穴。

六气司天不退为胜气，必泻其所胜而除邪之源，所以均取其胜气所属之经刺泻胜气。为什么要取"所入"之穴呢？《难经·六十八难》说："所入为合，合者，北方冬也，阳气入藏，故言所入为合也。"原来刺"所入"穴，是为了使司天位的三之气阳气不藏，衰其势也。

阴经之荥穴为火，合穴为水。火性炎上主升，水性润下主降。不迁正是不升，故刺阴经荥火穴助其升。气胜不退位是气不降，故刺阴经合水穴助其降。不迁正是司天气胜，不退位也是司天气胜，但侧重点不同，故不迁正是泻郁气，不退位是衰胜气。

4．三年化疫针刺法

第三，是司天在泉的中运天干"刚柔二干"失守造成"三年化疫"的针刺法。

（1）五运太过针灸法

五运太过年，因有胜气，必有复气，即乘所胜，所不胜来复。如《素问·五常政大论》说："不恒其德，则所胜来复，政恒其理，则所胜同化。"于是本年胜气，与所克之气，以及来复之气，三者构成一种自稳的三角关系。治疗五运太过的原则是泻本运太过之气，就是"抑其运气，扶其不胜，无使暴过而生其疾"。《素问·刺法论》谓"太过取之，次抑其郁，取其运之化源，令折郁气"，具体刺法是：

1）甲子少阴司天年，土运太过克水，所以先刺补肾俞，隔三天再刺足太阴肾经之所注俞土太白穴以泻土气。土运太过则乘所胜，致邪之源是土运太过之胜气，所以先刺补肾俞穴，即补水以免受其邪，然后刺足太阴俞土太白穴，泻土之太过。

子午少阴司天，则卯酉阳明在泉，故云下位己卯（司天、在泉取甲己合化同宗法，下同），其补泻的方法同甲子司天完全一样。

甲子、己卯年（甲午、己酉年同），补肾俞，泻太白，用的是五行生克关系。为什么先补肾俞呢？乃见肝之病，先实脾土之意，先安未病之脏。着眼于甲运土太过，没有考虑子午少阴。甲己合化为同宗土，按子午流注针刺法，当取甲胆原穴丘墟和己脾太白穴。

2）丙寅少阳司天年，水运太过克火，所以先刺补心俞，隔五日再刺足少阴肾经之所入合水阴谷穴以泻水气。水运太过则克心火，所以先刺心俞补心火，即补火以免受其邪，然后刺足少阴合水阴谷穴，以泻水之太过。

寅申少阳司天，则巳亥厥阴在泉，故曰下位地辛巳，其补泻的方法同丙寅司天完全一样。

丙寅、辛巳年（丙申、辛亥年同），补心俞，泻阴谷。着眼于丙运水太过，没有考虑寅申少阳。丙辛合化为同宗水，按子午流注针刺法，当取丙小肠原穴腕骨和辛肺太渊穴。

3）庚辰太阳司天年，金运太过克木，所以先刺补肝俞，隔三日再刺手太阴肺经所行经金经渠穴以泻金气。金运太过则乘肝木，所以要先刺肝俞补肝木，即补木以免受其邪，然后刺手太阴经金经渠穴，泻金之太过。

辰戌太阳司天，则丑未太阴在泉，下位地乙未，其补泻的方法同庚辰司天完全一样。

庚辰、乙未年（庚戌、乙丑年同），补肝俞，泻经渠。着眼于庚运金太过，没有考虑辰戌太阳。乙庚合化为同宗金，按子午流注针刺法，当取庚大肠原穴合谷和乙肝太冲穴，即被称为四关穴的合谷、太冲。

4）壬午少阴司天年，木运太过克土，所以先刺补脾俞，隔三日再刺足厥阴肝经所出井木大敦穴以泻木气。木运太过则乘脾土，所以要先刺脾俞补脾土，即补土以免受其邪，然后再刺足厥阴井木大敦穴，泻木之太过。

子午少阴司天，则卯酉阳明在泉，下位地丁酉，其补泻的方法同壬午司天完全一样。

壬午、丁酉年（壬子、丁卯年同），补脾俞，泻大敦。着眼于壬运木太过，没有考虑子午少阴。丁壬合化为同宗木，按子午流注针刺法，当取壬膀胱原穴京骨和丁心神门穴（或大陵穴）。

5）戊申少阳司天年，火运太过克金，所以先刺补肺俞，再刺手厥阴心包经所流荥火劳宫穴以泻火气，或刺手少阴心经所流荥火少府穴以泻火气。火运太过则克肺金，所以要刺肺俞补肺金，即补金以免受其邪，然后刺手厥阴荥火劳宫穴或手少阴荥火少府穴，以泻火之太过。

寅申少阳司天，则巳亥厥阴在泉，下位地癸亥，其补泻的方法同戊申司天完全一样。

戊申、癸亥年（戊寅、癸巳年同），补肺俞，泻劳宫。着眼于壬运木太过，没有考虑寅申少阳。戊癸合化为同宗火，按子午流注针刺法，当取戊胃原穴冲阳和癸肾太溪穴。

现将五疫补泻归纳如下。

　　　　　补　　　　　泻
木疫：脾俞　肝经所出井木穴大敦
火疫：肺俞　心经所注荥火穴劳宫（或少府）

土疫：肾俞　脾经所注俞土穴太白

金疫：肝俞　肺经所行经金穴经渠

水疫：心俞　肾经所入合水穴阴谷

请注意，为什么所补都是背俞穴、所泻都是本经五输穴的五行穴？因为背为阳，背俞是三焦元气注入的地方，泻本经五输穴中的五行以泻其胜。

（2）五运不及针灸法

五运不及年，则所不胜乘之，所生来复。《素问·五常政大论》说："乘危而行，不速而至，暴虐无德，灾反及之。"同样是一种三角关系。其治疗原则是：泻所不胜，制其侮气，即"折其郁气，资其化源，赞其运气，无使邪胜"。《素问·刺法论》谓"不及扶资，以扶运气，以避虚邪"，即下文"三虚针刺法"。

5. 三虚针刺法

第四，是"三虚"致病的针刺方法。

《素问·刺法论》所用运气刺法，都是从合化本经取穴及表里经取穴，与子午流注甲取胆经穴不同。

《素问·刺法论》说：厥阴失守，天以虚，人气肝虚，感天重虚。即魂游于上，邪干，厥、大气，身温犹可刺之，制其足少阳之所过，次刺肝之俞。

足少阳胆经所过为原穴丘墟，肝俞在背部膀胱经。肝与胆相表里。

人病心虚，又遇君相二火司天失守，感而三虚，遇火不及，黑尸鬼犯之，令人暴亡，可刺手少阳之所过，复刺心俞。

手少阳三焦经所过为原穴阳池，心俞在背部膀胱经。三焦为心君之使而主心。故三焦合于足太阳，即心主太阳。

人脾病，又遇太阴司天失守，感而三虚，又遇土不及，青尸鬼邪，犯之于人，令人暴亡，可刺足阳明之所过，复刺脾之俞。

足阳明胃经所过为原穴冲阳，脾俞在背部膀胱经。脾与胃相表里。

人肺病，遇阳明司天失守，感而三虚，又遇金不及，有赤尸鬼犯人，令人暴亡，可刺手阳明之所过，复刺肺俞。

手阳明大肠经所过为原穴合谷，肺俞在背部膀胱经。肺与大肠相表里。

人肾病，又遇太阳司天失守，感而三虚，又遇水运不及之年，有黄尸鬼，干犯人正气，吸人神魂，致暴亡，可刺足太阳之所过，复刺肾俞。

足太阳膀胱经所过为原穴京骨，肾俞在背部膀胱经。肾与膀胱相表里。

现将"三虚"针刺取穴归纳如下。

五脏取所过原穴取背俞：肝虚：胆经原穴丘墟肝俞；心虚：三焦经原穴阳池心俞；脾虚：胃经原穴冲阳脾俞；肺虚：大肠经原穴合谷肺俞；肾虚：膀胱经原穴京骨肾俞。

五脏虚则补与之相表里阳经的原穴和五脏的背俞，都是补三焦元气。

6. 全真针刺法

第五，是"归宗"全神养真的针刺法。

《素问·刺法论》说：是故刺法有全神养真之旨，亦法有修真之道，非治疾也。故要修养和神也，道贵常存，补神固根，精气不散，神守不分；然即神守而虽不去，亦能全真，人神不守，非达至真，至真之要，在乎天玄，神守天息，复入本元，命曰归宗。

天玄，玄生神也，《素问·天元纪大论》说"玄生神"。天息，即《素问·四气调神大论》所说的顺天时。归宗，返归原气。如何归宗复原，针刺原穴。

故云：心者，君主之官，神明出焉，可刺手少阴之源（心原是神门穴）；肺者，相傅之官，治节出焉，可刺手太阴之源。（肺原穴是太渊）

肝者，将军之官，谋虑出焉，可刺足厥阴之源。（肝原穴是太冲）

胆者，中正不官，决断出焉，可刺足少阳之源。（胆原穴是丘墟）

膻中者，臣使之官，喜乐出焉，可刺心包络所流。（心包经所流是荥火穴劳宫，疑当取原穴大陵）

脾为谏议之官，知周出焉，可刺脾之源。（脾原穴是太白）

胃为仓廪之官，五味出焉，可刺胃之源。（胃原穴是冲阳）

大肠者，传道之官，变化出焉，可刺大肠之源。（大肠原穴是合谷）

小肠者，受盛之官，化物出焉，可刺小肠之源。（小肠原穴是腕骨）

肾者，作强之官，伎巧出焉，刺其肾之源。（肾原穴是太溪）

三焦者，决渎之官，水道出焉，刺三焦之源。（三焦原穴是阳池）

膀胱者，州都之官，津液藏焉，气化则能出矣，刺膀胱之源。（膀胱原穴是京骨）

这里用的全是原穴，归于三焦原气。

从《素问·刺法论》可以看出，五运六气刺法用的全是五输穴和背俞穴，不难看出，针灸子午流注说是根源于运气理论的，即根源于日月五星运动规律。

杨栗山说："《伤寒论》曰：凡治温病，可刺五十九穴。成氏（成无己）注：以泻诸经之温热，谓泻诸阳之热逆，泻胸中之热，泻胃中之热，泻四肢之热，泻五脏之热也。此论温病治法也……于温病则用刺穴泻热。"[1] 疫病不仅有热，还有水湿，需要治水"五十七刺"。

（二）《素问·水热穴论》"五十九刺"

"五十九刺"法载于《素问·水热穴》中（图5-9）。

帝曰：夫子言治热病五十九俞，余论其意，未能领别其处，愿闻其处，因闻其意？岐伯曰：头上五行行五者，以越诸阳之热逆也；大杼、膺俞、缺盆、背俞，此八者，以泻胸中之热也；气街（气冲）、三里、巨虚上下廉，此八者，以泻胃中之热也；云门、髃骨（肩髃）、委中、髓空（腰俞），此八者，以泻四支之热也；五脏俞傍五，此十者，以泻五脏之热也；凡此五十九穴者，皆热之左右也。帝曰：人伤于寒而传为热，何也？岐伯曰：夫寒盛，则生热也。

据王冰注解：上星、囟会、前顶、百会、后顶（计5穴）。

五处、承光、通天、络却、玉枕、临泣、目窗、正营、承灵、脑空（左右合计20穴）。

以上25穴，可以散泄诸阳经上逆之热邪。

大杼、膺俞（中府）、缺盆、背俞（风门）（左右合计8穴），可以泄胸中热邪。

气街（气冲）、三里、巨虚上下廉（左右合计8穴），可以泄胃中热邪。

---

[1] 杨栗山著、王致谱点校：《伤寒瘟疫条辨》，福建科学技术出版社，2010年，34。

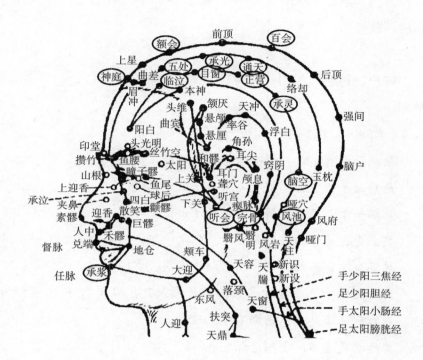

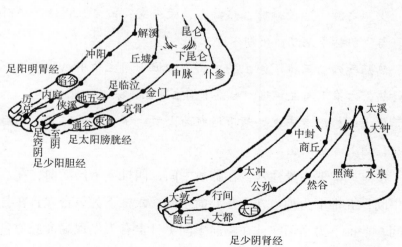

图 5-9　《素问·水热穴论》《灵枢·热病》五十九刺图

107

云门、髃骨（肩髃）、委中、髓空（腰俞）（左右合计 8 穴），可以泄四肢热邪。

魄户、神堂、魂门、意舍、志室（左右合计 10 穴），可泄五脏热邪。

《素问·刺热》（图 5-10）说：

热病始手臂痛者，刺手阳明、太阴而汗出止。

热病始于头首者，刺项太阳而汗出止。

热病始于足胫者，刺足阳明而汗出止。

热病先身重骨痛，耳聋好暝，刺足少阴，病甚为五十九刺。

热病先眩冒而热，胸胁满，刺足少阴、少阳。

太阳之脉，色荣颧骨，热病也，荣未交，曰今且得汗，待时而已。与厥阴脉争见者，死期不过三日。

其热病内连肾，少阳之脉色也。

少阳之脉，色荣颊前，热病也，荣未交，曰今且得汗，待时而已，与少阴脉争见者，死期不过三日。

热病气穴：三椎下间主胸中热，四椎下间主鬲中热，五椎下间主肝热，六椎下间主脾热，七椎下间主肾热，荣在骶也。

项上三椎陷者中也。颊下逆颧为大瘕，下牙车为腹满，颧后为胁痛，颊上者鬲上也。

按：三椎下为身柱穴，在肺俞中间，四椎下为巨阙俞，在厥阴俞中间，五椎下为神道穴，在心俞中间，六椎下为灵台穴，在督俞中间，七椎下为至阳穴，在膈俞中间（日本有人发现膈俞经通食指和中指），骶——脊骨尽处有长强穴。这是从督脉泄五脏热邪，从阳治阴。

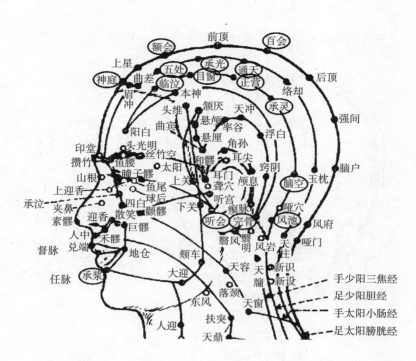

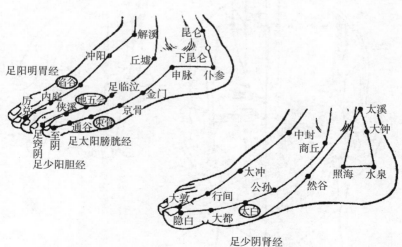

图 5-10 《素问·刺热》五十九刺图（1）

（三）《灵枢·热病》"五十九刺"

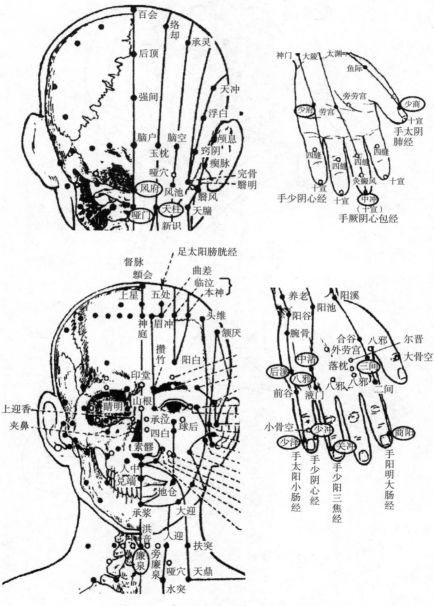

图 5-11 《灵枢·热病》五十九刺图

热病三日，而气口静、人迎躁者，取之诸阳，五十九刺，以泻其热而出其汗，实其阴以补其不足者。身热甚，阴阳皆静者，勿刺也；其可刺者，急取之，不汗出则泻。所谓勿刺者，有死征也。

热病七日八日，脉口动，喘而短者，急刺之，汗且自出，浅刺手大指间。

热病七日八日，脉微小，病者溲血，口中干，一日半而死，脉代者，一日死。热病已得汗出，而脉尚躁，喘且复热，勿刺肤，喘甚者死。

热病七日八日，脉不躁，躁不散数，后三日中有汗；三日不汗，四日死。未曾汗者，勿腠刺之。

热病先肤痛，窒鼻充面，取之皮，以第一针，五十九，苛轸鼻，索皮于肺，不得，索之火，火者心也。

热病先身涩，倚而热，烦悗，干唇口嗌，取之皮，以第一针，五十九；腹胀口干，寒汗出，索脉于心，不得，索之水，水者肾也。

热病嗌干多饮，善惊，卧不能起，取之肤肉，以第六针，五十九，目眦青，索肉于脾，不得，索之木，木者肝也。

热病面青，脑痛，手足躁，取之筋间，以第四针，于四逆，筋躄目浸，索筋于肝，不得，索之金，金者肺也。

热病数惊，瘛疭而狂，取之脉，以第四针，急泻有余者，癫疾毛发去，索血于心，不得，索之水，水者肾也。

热病身重骨痛，耳聋而好瞑，取之骨，以第四针，五十九，刺骨；病不食，啮齿耳青，索骨于肾，不得，索之土，土者脾也。

热病不知所痛，耳聋不能自收，口干，阳热甚，阴颇有寒者，热在髓，死不可治。

热病头痛，颞颥，目瘈脉痛，善衄，厥热病也，取之以第三针，视有余不足，寒热痔。

热病体重，肠中热，取之以第四针，于其俞及下诸指间，索气于胃作络，得气也。

热病夹脐急痛，胸胁满，取之涌泉与阴陵泉，取以第四针，针嗌里。

热病而汗且出，及脉顺可汗者，取之鱼际、太渊、大都、太白。泻之则热去，补之则汗出，汗出太甚，取内踝上横脉以止之。

热病已得汗而脉尚躁盛，此阴脉之极也，死；其得汗而脉静者，生。

热病脉尚盛躁而不得汗者，此阳脉之极也，死；脉盛躁得汗静者，生。

热病不可刺者有九。

一曰：汗不出，大颧发赤哕者死；二曰：泄而腹满甚者死；三曰：目不明，热不已者死；四曰：老人婴儿，热而腹满者死；五曰：汗不出，呕下血者死；六曰：舌本烂，热不已者死；七曰：咳而衄，汗不出，出不至足者死；八曰：髓热者死；九曰：热而痉者死。腰折，瘛疭，齿噤龄也。凡此九者，不可刺也。

所谓五十九刺者：

两手外内侧各三（少泽、关冲、商阳、少商、中冲、少冲），凡十二痏。

五指间各一（后溪、中渚、三间、少府），凡八痏，足亦如是（束骨、临泣、陷谷、太白）。

头入发一寸旁三分各三（五处、承光、通天），凡六痏。

更入发三寸边五（临泣、目窗、正营、承灵、脑空），凡十痏。

耳前后口下者各一（耳前听会、耳后完骨、口下承浆），项中一

（哑门），凡六痛。

巅上一（百会），囟会一（囟会），发际一（前发际神庭，后发际风府），廉泉一，风池二，天柱二。

按:《灵枢·热病》五十九穴和《素问·水热穴论》五十九穴有相同、有不同，其中相同的是：头顶的百会、囟会各一穴，膀胱经的五处、承光、通天和胆经的临泣、目窗、正营、承灵、脑空十六穴，共十八穴（都在头部）。其余四十一穴就不同了。《素问·水热穴论》以泄头部、胸中、五脏、肠胃、四肢局部热为主。《灵枢·热病》以泄阳热为主，故取头部和手足部穴位为主，因为手足四肢为诸阳之本，头为诸阳之会。脾主四肢，似与相火有关。《水热穴论》偏重局部为治标，似与君火有关。

附:《素问·刺疟论》说:"温疟汗不出，为五十九刺。"《素问·疟论》说:"帝曰：先热而后寒者何也？岐伯曰：此先伤于风，而后伤于寒，故先热而后寒也。亦以时作，名曰温疟。""温疟者，得之冬中于风，寒气藏于骨髓之中，至春则阳气大发，邪气不能自出，因遇大暑，脑髓烁，肌肉消，腠理发泄，或有所用力，邪气与汗皆出，此病藏于肾，其气先从内出之于外也。如是者，阴虚而阳盛，阳盛则热矣。衰则气复反入，入则阳虚，阳虚则寒矣。故先热而后寒，名曰温疟。"

《伤寒论·伤寒例》云:"凡治温病，可刺五十九穴。"（图5-12）

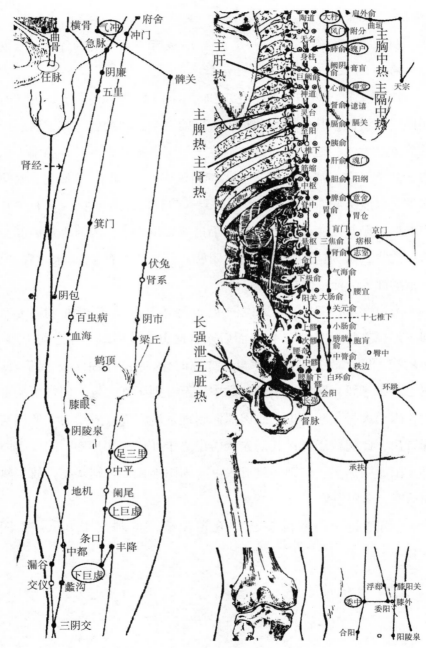

图 5-12 《素问·刺热》五十九刺图（2）

（四）《素问·水热穴论》"五十七" 刺

《素问·水热穴论》治水用 "水俞五十七" 穴（图 5-13，《素问·骨空论》和《灵枢·四时气》也有此水俞五十七穴）。

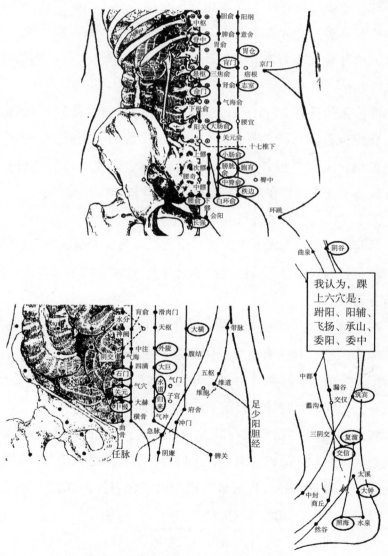

图 5-13 《素问·水热穴论》五十七刺图

帝曰：水俞五十七处者，是何主也？岐伯曰：肾俞五十七穴，积阴之所聚也，水所从出入也。尻上五行行五者，此肾俞，故水病下为胕肿大腹，上为喘呼，不得卧者，标本俱病，故肺为喘呼，肾为水肿，肺为逆不得卧，分为相输俱受者，水气之所留也。伏菟上各二行行五者，此肾之街也，三阴之所交结于脚也。踝上各一行行六者，此肾脉之下行也，名曰太冲。凡五十七穴者，皆藏之阴络，水之所客也。

按：张景岳注："行五者，中行五穴：长强、腰俞、命门、悬枢、脊中也；次二行各五穴：白环俞、中膂俞、膀胱俞、小肠俞、大肠俞也；又次二行各五穴：秩边、胞肓、志室、肓门、胃仓也。五行共二十五穴，皆在下焦而主水，故皆曰肾俞。"

关于"伏菟上各二行行五"，诸注不一。

马莳、吴崑注为腹上之穴：足少阴经横骨、大横、气穴、四满、中注左右各五穴；足阳明经气街（气冲）、归来、水道、大巨、外陵左右各五穴。

高世栻注曰："伏兔上，两腿伏兔穴也，各二行行五，并伏兔之穴在内旁两行，其一有血海、阴陵泉、地机、筑宾、交信五穴；其一有阴包、曲泉、膝关、中都、蠡沟五穴；左右凡四行，计二十六穴，其穴在胫之气街，肾脉从胫而上，故曰此肾之街也。"

张志聪注曰："伏兔，在膝上六寸起肉，以左右各三指按膝上，有肉起如兔之状，故以为名。各二行者，谓少阴之大络与少阴之经，左右各二，共四行也。行五者，谓少阴经之阴谷、筑宾、交信、复溜，及三阴之所交结之三阴交穴也。"

关于"踝上各一行行六者"，诸注也不一致：

张景岳、吴崑注曰："踝上各一行，独指足少阴肾经而言，行六穴则大钟、照海、复溜、交信、筑宾、阴谷是也。"

高世栻注曰："足踝上各一行行六，谓三阴交、漏谷、商丘、公孙、太白、大都六穴。"

张志聪注曰："踝上各一行者，左右二足各一行也。行六者，谓照海、水泉、大钟、太溪、然谷、涌泉六穴也。"

又按：少阳之火和太阴之水合为人身之太极，火病则热，水病则寒，故一治热一治水。故治水多取腰骶部位和少腹部位的穴位。

头为诸阳之会，背为阳，四肢为阳之本，故所取热病穴都在这些部位。水湿下流下焦，故所取水病穴都在腰脐以下。火热上炎，故所取热病穴多在头部、背胸、手足。

《灵枢·四时气》说："风痉肤胀，为五十七痏……徒痉，先取环谷下三寸（风市穴处），以铍针针之，已刺而筩之，而内之，入而复之，以尽其痉，必坚。来缓则烦悗，来急则安静，间日一刺之，痉尽乃止。饮闭药（即利小便的药），方刺之时徒饮之（针刺时也可以饮利小便药物），方饮无食，方食无饮，无食他食，百三十五日（九宫中的一宫45日，三宫共135日）。"又说："小腹痛肿，不得小便，邪在三焦约，取之太阳大络（飞扬穴），视其络脉与厥阴小络结而血者；肿上及胃脘，取三里。"

水湿流于下焦少腹部，必然会反映于骶骨部位，笔者据此创建了腹骶诊法，其实在《黄帝内经》里已有记载。

《素问·刺腰痛论》说：腰痛，引少腹控䏚，不可以仰。刺腰尻交者，两髁胂上，以月生死为痏数，发针立已，左取右，右取左。

髁，《说文解字》说："髀骨也。"段玉裁注："髀骨，犹言骹骨也。"

《素问·缪刺论》对此解释说：邪客于足太阴之络，令人腰痛，引少腹控䏚，不可以仰息，刺腰尻之解，两胂之上是腰俞，以月死

117

生为痏数，发针立已，左刺右，右刺左。

解释说是足太阴之络引起的腰痛。而《素问·刺腰痛》王冰注："髁下尻骨两傍四骨空，左右八穴，俗呼此骨为八髎骨也。此腰痛取腰髁下第四髎，即下髎穴也。足太阴、厥阴、少阳三脉，左右交结于中，故曰腰尻交者也。"足太阴脾湿下流是少阳阳气不足，而厥阴从中气少阳可以补阳祛湿，故取此三经脉。其实这里是足三焦经循行之处，温大都、行间火穴即可。

（五）《素问·刺热》针刺法

肝热病者，小便先黄，腹痛多卧，身热。热争则狂言及惊，胁满痛，手足躁，不得安卧。庚辛甚，甲乙大汗，气逆则庚辛死，刺足厥阴、少阳，其逆则头痛员员，脉引冲头也。

心热病者，先不乐，数日乃热，热争则卒心痛，烦闷善呕，头痛面赤无汗。壬癸甚，丙丁大汗，气逆则壬癸死，刺手少阴、太阳。

脾热病者，先头重颊痛，烦心颜青，欲呕身热，热争则腰痛不可用俯仰，腹满泄，两颔痛。甲乙甚，戊己大汗，气逆则甲乙死，刺足太阴、阳明。

肺热病者，先渐然厥，起毫毛，恶风寒，舌上黄，身热。热争则喘咳，痛走胸膺背，不得大息，头痛不堪，汗出而寒。丙丁甚，庚辛大汗，气逆则丙丁死，刺手太阴、阳明，出血如大豆，立已。

肾热病者，先腰痛胻（héng）酸，苦渴数饮，身热，热争则项痛而强，寒且胻酸，足下热，不欲言，其逆则项痛，员员淡淡然，戊己甚，壬癸大汗，气逆则戊己死，刺足少阴、太阳。诸汗者，至其所胜日汗出也。

笔者按：此论五脏热病，按五脏相生次序排列。五脏热病皆至所不胜——克我之时加重或死亡，至本气所旺时出汗而愈。因此，由其病重时刻可以推知所病脏腑。

肝热病者，左颊先赤；心热病者，颜先赤；脾热病者，鼻先赤；肺热病者，右颊先赤；肾热病者，颐先赤（图5-14）。病虽未发，见赤色者刺之，名曰治未病。热病从部所起者，至期而已；其刺之反者，三周而已；重逆则死。诸当汗者，至其所胜日，汗大出也。

诸治热病，以饮之寒水乃刺之，必寒衣之，居止寒处，身寒而止也。

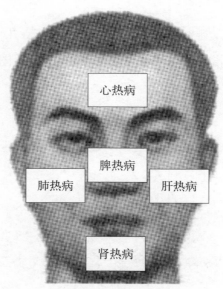

图5-14 面部热病图

笔者按：以寒胜热。注意病人的衣食居处，用这种护理方法配合治疗，值得重视。

热病，先胸胁痛，手足躁，刺足少阳，补足太阴，病甚者为五十九刺。

笔者按：少阳、太阴为人身之太极。脾主四肢，手足躁——手足心热，故取之。

（六）《灵枢·寒热病》针刺法

《灵枢·寒热病》说：热厥取足太阴、少阳，皆留之；寒厥取足阳明、少阴于足，皆留之。

笔者按： 少阳、太阴合为太极。

《素问·刺热》说：热病，先胸胁痛，手足躁，刺足少阳（按：泻阳分之热），补足太阴（按：补阴水不足）。

三、按摩治疗

腹部按摩：以新安老人方开所传"延年益寿九转法"[1]为主。

以两手中三指按心窝，由左顺摩圆转 21 次（图 5-15）。

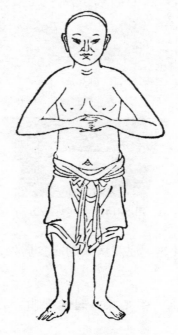

图 5-15　九转法 1

---

[1] 丘处机：《颐身集》，人民卫生出版社，1982 年。

笔者按：按心窝，就是按剑突下，此处有心募穴巨阙及膏之原和任脉络穴鸠尾穴，可以调节上焦心肺，上焦得开，津液得下，胃气得和。

以两手中三指，由心窝顺摩而下，且摩且走，摩至脐下高骨为度（图5-16）。

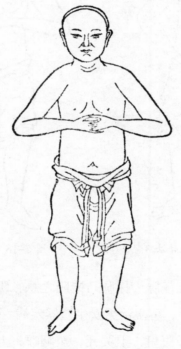

图 5-16 九转法 2

笔者按：此按摩循任脉下行，乃降上焦肺气也。

以两手中三指，由高骨处向两边分摩而上，且摩且走，摩至心窝，两手交接为度（图5-17）。

笔者按：腹两侧乃肝胆经循行部位，向上按摩可以助肝胆之气上行。

以两手中三指，由心窝向下，直推至高骨21次（图5-18）。

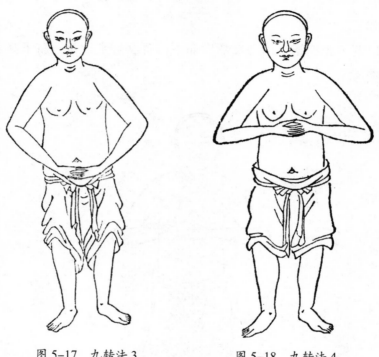

图5-17 九转法3   图5-18 九转法4

笔者按：此乃推任脉。任脉乃诸阴之总、阴脉之海，总调阴经气血。任脉起于胞中，可主治男女生殖器疾病。"任脉者，起于中极之下，以上毛际，循腹里，上关元，至咽喉，上颐，循面，入目"，故能治疗少腹、脐腹、胃脘、胸、颈、咽喉、头面等局部病证和相应的内脏病证，对腹脑有强壮作用，可治疗神志病证。

以右手由左绕摩脐腹21次（图5-19）。

以左手由右绕摩脐腹21次（图5-20）。

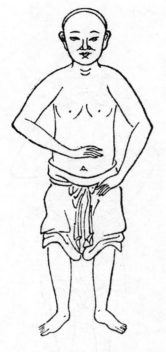
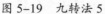
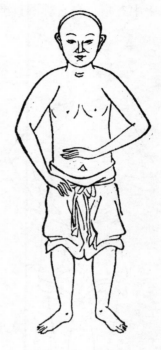

图 5-19　九转法 5　　　　　　图 5-20　九转法 6

笔者按：以上两个动作绕脐按摩，乃是按摩黄庭太极、丹田，腐熟水谷以生营卫血气——神，《道德经》称作"谷神"，乃生命之根本，得神则生，失神则死。肚脐神阙穴属于脾胃部位，又是经脉之海冲脉所在处，统任督，按之可以益气壮阳，有巩固男子精关与调节男女性功能之妙用，可治男子阳痿与女子性冷淡，经常指压有常葆青春与延年益寿之妙用。再者是直接作用于小肠，有增强胃肠功能之妙用，防治肠炎、胃炎、便秘、脱肛等疾病。

以左手将左边软胁下腰肾处，大指向前，四指托后，轻捏定；用右手中三指，自左乳下直推至腿夹 21 次（图 5-21）。

以右手将右边软胁下腰肾处，大指向前，四指托后，轻捏定；

用左手中三指，自右乳下直推至腿夹 21 次（图 5-22）。

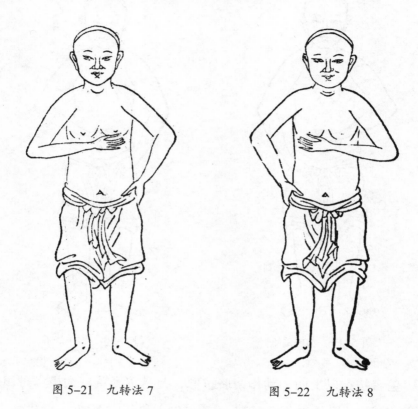

图 5-21　九转法 7　　　　　　图 5-22　九转法 8

笔者按：此两式从乳房下胃经推至腿夹，可以降胃气，通顺腑道，有助于消化吸收及排泄糟粕，利于营卫血气——神的生成。

推毕遂跌坐，以两手大指押子纹，四指拳屈，分按两膝上。两足十指亦稍钩曲，将胸自左转前，由右归后，摇转 21 次。毕，又照前自右摇转 21 次。前法，如摇身向左，即将胸肩摇出左膝，向前即摇伏膝上，向右即摇出右膝，向前即弓腰后撤，总以摇转满足为妙。不可急摇，休使著力（图 5-23）。

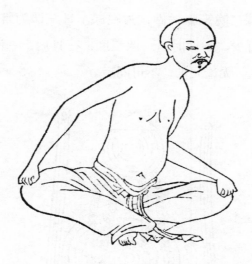

图 5-23　九转法 9

笔者按：此式有利于里之表腰背的伸展，就是对督脉的调节，特别是骶骨部位的拉伸，有利于下肢气血运行。

全图则理备（图 5-24），生化之微，更易见也。天地本乎阴阳，阴阳主乎动静，人身一阴阳也，阴阳一动静也，动静合宜，气血和畅，百病不生，乃得尽其天年。如为情欲所牵，永违动静。过动伤阴，阳必偏胜；过静伤阳，阴必偏胜。且阴伤而阳无所成，阳亦伤也；阳伤而阴无所生，阴亦伤也。既伤矣，生生变化之机已塞，非用法以导之，则生化之源无由启也。摩腹之法，以动化静，以静运动，合乎阴阳，顺乎五行，发其生机，神其变化。故能通和上下，分理阴阳，去旧生新，充实五脏，驱外感之诸邪，消内生之百症。补不足，泻有余，消长之道，妙应无穷，何须借药烧丹，自有却病延年之实效耳。凡摩腹时，须凝神静虑于矮枕，平席正身，仰卧齐足。手指轻摩缓动，将八图挨次做完，为一度。每逢做时，连做七度，毕，遂起坐，摇转二十一次。照此，清晨睡醒时做，为早课；

午中做，为午课；晚来临睡做，为晚课。日三课为常，倘遇有事，早晚两课必不可少。初做时，一课三度；三日后，一课五度；再三日后，一课七度。无论冗忙，不可间断。

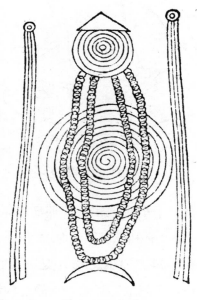

图 5-24　全图

余幼年，好武喜操练，凡有益于筋骨气血者，无不习之。虽为躯壳起见，然年已七十有一，耳目手足，卒无衰老之状。每一思之，快然自足曰：此无病之福也。向非加意保身，安能有此乐哉！惟于四十九岁，官树村汛时，奔走劳心太甚，致患失眠，迄今二十余年。遍访医方调治，竟未能愈。兹得朴之冉公所藏方仙延年法，朝夕定心闭目，调息守中，如法课之，作为性命之工，未及两月，患已若失，每晚课毕，竟能彻夜酣睡，次日精神爽朗，行数十里，脚力更觉轻健，于是将此法命子聂抄录数册，传与素识之患虚痨及停饮者，无不愈。由是索取者日繁，笔墨难于应付，即将原本重为缮写详校付梓，以广其传。俾壮老无病者，获此可以延年；有病者，即可速愈。举斯世共享延年无病之福，岂非大快事耶？

道光辛丑夏四月金台韩德元跋。

笔者按： 此法最具黄庭太极阴阳动静之理。众所周知，腹部有肝、脾、肾三脏和六腑，饮食的消化吸收及排泄都在这里。一个人消化吸收好了，全身得到了滋养，排泄正常了，糟粕毒物不伤身体，就会有一个健康的身体。剑突下心窝有巨阙穴，是心的募穴，有导心火下行之功。剑突下有膏之原鸠尾穴，脐旁有肓之原肓俞穴，二者作用于肠系膜膏肓处，保证门静脉的畅通以通神道。绕脐腹顺逆左右按摩，有导水火交济之功。从乳下下推则降气。摇身以通任督二脉，有小周天之功。常用此法，不药而延年益寿，岂非大快事耶？利民则安国，其事大矣哉！

神阙主治：中风虚脱，四肢厥冷，尸厥，风痫，形惫体乏，绕脐腹痛，水肿鼓胀，脱肛，泻利，便秘，小便不禁，五淋，妇女不孕。《针灸资生经》：泄泻宜先灸脐中，次灸关元等穴。又：人中满、唇肿及水肿，脐中、石门百壮。

阴交主治：绕脐冷痛，腹满水肿，泄泻，疝气，阴痒，小便不利，奔豚，血崩，带下，产后恶露不止，小儿陷囟，腰膝拘挛。《针灸资生经》：阴交、石门疗崩中。

水分主治：腹痛腹胀，肠鸣，泄泻，翻胃，水肿，小儿陷囟，腰脊强急。《圣济总录》：水分、石门主少腹中拘急痛。

肓俞主治：绕脐腹痛，呕吐，腹胀，痢疾，泄泻，便秘，疝气，月经不调，腰脊痛。

气海主治：绕脐腹痛，水肿鼓胀，脘腹胀满，水谷不化，大便不通，泄利不禁，癃淋，遗尿，遗精，阳痿，疝气，月经不调，经闭，崩漏，带下，阴挺，产后恶露不止，胞衣不下，脏气虚惫，形体羸瘦，四肢乏力。《针灸大成·胜玉歌》：诸般气症从何治，气海针之灸亦宜。《针灸大成·灵光赋》：气海、血海疗五淋。《针灸大成·席弘赋》：气海专能治五淋，更针三里随呼吸。

石门主治：消渴，灸石门（关元）、气海各三百壮。

命门主治：虚损腰痛，脊强反折，遗尿，尿频，泄泻，遗精，白浊，阳痿，早泄，赤白带下，胎屡坠，五劳七伤，头晕耳鸣，癫痫，惊恐，手足逆冷。《扁鹊神应针灸玉龙经》：老人虚弱小便多，夜起频频更若何，针助命门真妙穴，艾加肾俞疾能和。《类经图翼》：胎屡坠：命门、肾俞、中极、交信、然谷。阳不起：命门、肾俞、气海、然谷。

附：李正富网诊医案

袁某，女，出生地黄冈，目前定居在武汉市洪山区。身高168cm，体重52kg。

出生时间：1970年12月19日（阳历），庚戌年终之气。

初诊时间：2020年1月31日 10:30。

主诉：发热、乏力9天。

病史：患者1月22号中午感觉全身酸疼，畏寒，乏力，服用阿莫西林、复方氨酚烷胺分散片、板蓝根、连花清瘟胶囊，晚上全身酸疼，发热，测体温37.6℃。1月27号患者在社区检查时无发热，查血常规提示白细胞计数下降，无法做肺部

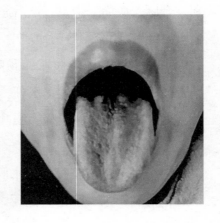

CT，服用阿莫西林、复方氨酚烷胺分散片、连花清瘟胶囊，大量喝水。最近 5 天不发热，每晚后半夜盗汗不止，伴有清便，四肢无力，口苦涩，舌多齿痕，舌苔现褐色，无力气短。每天只吃一点稀饭，感觉很虚弱。

刻下：虚弱，四肢无力，气短，盗汗，咽喉干，口渴，前胸后背出汗，畏寒，口苦，胃纳差。

笔者按： 从五运六气来说，患者出生于 1970 庚戌年终之气，运是燥金太过，司天之气是太阳寒水，在泉之气是太阴湿土，加之在泉主气又是太阳寒水，本命年体质过于寒凉，少阳阳虚而脾胃不足，平素阴火扰于心肺。2019 己未流年终之气，在泉主气又是太阳寒水，对本命寒凉体质不利，客气少阳相火合阴火郁于肺中，而且 2019 年 11 月南方地区阴雨连绵，外感后见全身酸疼、畏寒、乏力等症状。郁热在肺，所以有咽喉干、口渴、口苦症状。脾胃虚弱，所以有虚弱、四肢无力、气短、盗汗、胃纳差、舌多齿痕、舌苔褐色等表现。因误服连花清瘟胶囊等寒凉药，表邪内陷胸中，故见前胸后背出汗。

处方：柴胡桂枝汤、达原饮。柴胡 12g，黄芩 6g，姜半夏 6g，党参 10g，生姜 6g，大枣 10g，桂枝 6g，白芍 6g，炙甘草 6g，石膏 15g，滑石 10g（包），草果 6g，槟榔 6g，厚朴 6g，知母 6g，荆芥 6g，防风 6g。5 剂，水煎服，日 1 剂，分 3 次服用，禁生冷辛辣食物，嘱停用西药和中成药。

笔者按： 患者全身酸疼、畏寒、乏力、咽喉干、口渴、口苦等全在表部，虚弱、四肢无力、气短、胃纳差、舌多齿痕、舌苔褐色等全在里部，是半在表半在里。阳气不足要扶阳，表寒外束要解表，故用小阳旦汤加荆芥、防风，扶阳解表，固表止汗。邪陷胸中需要开胸补脾，故用小柴胡加石膏汤，所谓上焦得通，津液得下，胃气因和矣。其中柴胡、黄芩乃开通上焦之要药，人参、炙甘草、大枣、半夏乃温补脾胃之要药。达原饮加滑石疏达湿邪，石膏、黄芩透发在肺之郁热。

二诊：2020 年 2 月 2 日 7:44。

患者：无论喝多少水，仍口干舌燥，又苦又涩，无法睡觉，身体燥热不安。因隔离拿不到中药，建议患者服用小柴胡颗粒＋藿香正气软胶囊。

笔者按：因隔离拿不到中药，从权用小柴胡颗粒和藿香正气软胶囊不妥，因为藿香正气软胶囊温燥芳香，不利于肺热。

三诊：2020 年 2 月 3 日 12:37。

患者：开始服用小柴胡颗粒＋藿香正气水。

2020 年 2 月 5 日 10:30

患者：半夜 3 点开始呼气不舒服，口干舌燥、苦涩加重，早上6 点起来喝点儿药才缓解，现在胃又开始有点儿疼，按足三里穴位稍微缓解。

笔者按：误服藿香正气的弊病已现，故口干舌燥、苦涩加重。脾胃虚，故用温燥芳香药会引起胃痛。

2020 年 2 月 5 日 11:34

患者：胃一直疼，用红糖和生姜泡水喝未缓解。

医嘱：按压足三里，并用邱处机延年益寿九转法揉腹。

笔者按：胃痛乃服用藿香正气引起。

2020 年 2 月 6 日 11:11

患者：症状白天缓解，晚上加重，胃胀气。昨天晚上 1 点多醒来，依然是口干舌燥、苦涩的感觉，喝点儿白开水继续睡，捱到 3

点多起来，泡了两包小柴胡颗粒，和一支藿香正气口服液一起喝下，到5点眯了一会，8点胃不舒服（又饿又剐，口中淡而无味）。晚上不舒服时伴有心慌气短的感觉。唯一就是胃口稍微好一点，今天早上能吃一碗豆丝了。

回复：夜间3～5点手太阴肺经旺盛，说明还有肺热。小柴胡颗粒和藿香正气口服液你感觉好的话继续喝，白天喝药之后发一次汗，这样晚上燥热就会较少。服药后白天盖被子、喝热粥，一定要发发汗，郁热太重了。另外禁忌生冷辛辣食物，多喝温水，多休息，适当活动。继续按压足三里、用邱处机延年益寿九转法揉腹。

笔者按：都是服用藿香正气惹的祸。

2020年2月7日20:00

患者：呼气费力，胃不舒服，没有发热，后半夜口干舌燥，胃口差，最近喝小柴胡颗粒和藿香正气水，以上症状稍改善。

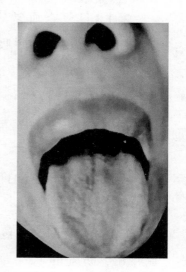

2月7日华中科技大学同济医学院附属梨园医院复查。

血常规：白细胞（WBC）$3.9 \times 10^9/L$，淋巴细胞（Lymph）$1.4 \times 10^9/L$，血红蛋白（Hb）124g/L，血小板（PLT）$96 \times 10^9/L$。新型冠状病毒核酸检测阴性。

肺部CT：双肺胸膜下多发磨玻璃影及网格状影，考虑肺炎。双侧胸膜肥厚粘连。

2020年2月8日6:40

患者：昨晚是最近以来睡得最舒服的，也许是确定自己被感染需要好好休息来增加抵抗力。晚上 10 点前睡下，口干舌燥、苦涩还是有，要轻微一些，凌晨 1 点多和 3 点多醒来喝水，测体温 36.5℃，呼气似乎也正常了，反正没有头一天难受的感觉。5 点多醒后就没有睡着，坐起来吸收阳气，按摩身体，希望一天比一天好起来！

早上吃了一碗豆丝面、一个鸡蛋、几颗泡蒜头、1 粒维生素 C，加强抵抗力。除了头晕、心慌、人有点虚，呼吸要好一些。另外，昨天下午回来洗澡了，晚上睡觉前用艾叶泡脚发了汗，晚上睡得还好，微微有点汗，总体还好。

2020 年 2 月 9 日　16：57

2 月 8 日复查血常规：WBC4.84×10^9/L，LY 7.2×10^9/L，Hb147g/L，PLT334×10^9/L。呼吸道合胞病毒 IgM 抗体（-），副流感病毒 IgM 抗体（-），腺病毒 IgM 抗体（-），嗜肺军团菌 IgM 抗体（-），肺炎衣原体 IgM 抗体（-），Q 热立克次体 IgM 抗体（-），肺炎支原体 IgM 抗体（-），甲型流感病毒 IgM 抗体（-），乙型流感病毒 IgM 抗体（-）。

患者拿到 1 月 31 日网上开的中药〔柴胡 12g，黄芩 6g，姜半夏 6g，党参 10g，生姜 6g，大枣 10g，桂枝 6g，白芍 6g，炙甘草 6g，石膏 15g，滑石 10g（包），草果 6g，槟榔 6g，厚朴 6g，知母 6g，荆芥 6g，防风 6g〕。

笔者按：等药，延误病情。

2020 年 2 月 10 日 9：31

患者：昨晚比前晚要好一些，口干舌燥、发腻味的感觉要轻松一些，所以睡眠稍微好一点。不知何故，晚上 1 点多醒来出了一身虚汗。早上 7 点起来喝了一袋小柴胡颗粒，做完家庭卫生之后，热了一碗昨天熬的中药喝，有微微发热发汗的感觉，早餐是一碗薏仁米稀饭和一个鸡蛋。呼气费力还是有一点，整体感觉要比前两天轻松很多。

2020 年 2 月 10 日 14:34

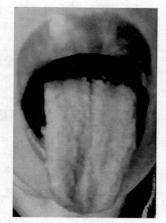

患者：①白天口干舌燥明显，比昨天白天重一些。②有一点胸闷气促的感觉，不明显。③刚才喝完药后喝米汤盖被子发汗，之后更感觉口干，并且有点心慌气短的感觉。④睡眠比前天好。⑤半夜盗汗。⑥胃口比前几天好，每餐按时吃点儿，胃痛好了。

处方：败毒散、升降散加减。党参 10g，茯苓 20g，炙甘草 6g，炒枳壳 10g，桔梗 10g，柴胡 10g，前胡 10g，羌活 10g，独活 10g，川芎 10g，僵蚕 10g，蝉蜕 6g，鳖甲 10g。3 剂，水煎服，日 1 剂，分 3 次服用。

笔者按： 患者脾胃虚，故用人参败毒散养脾胃，用升降散清透肺热。

2020 年 2 月 11 日

患者：①昨晚 1 点多出虚汗；②半夜 3 点感觉口干，症状较之前好一些，发腻发涩的感觉要轻微一些；③昨晚饭后有胃疼感，后来按摩足三里排气后就好了；④身上总是微汗的感觉。其余都还正常。早餐 5 个汤圆、1 个鸡蛋、1 盒牛奶，中药还在煎。

2020 年 2 月 12 日 8:52

患者：昨天白天状态不太好，一直有点儿畏寒和出虚汗，人很乏力，胃口也差。下午两三点洗澡以后喝红糖生姜水，感觉好一点儿，一般都是下午到晚上睡觉前这段时间的精神状态要好一些，到晚上 1 点以后口干舌燥、苦涩感慢慢加重，喝多少水都觉得嘴里很干涩，昨晚半夜实在受不了，起来冲了两包小柴胡颗粒喝，才睡了一下。今天早上正常大小便，喝药，吃早餐，精神比昨天似乎又感觉好一点。

身上总是微微出虚汗，有口干舌燥、苦涩之感，目前无其他异常。

笔者按： 畏寒、出虚汗，为表阳虚。下午肺得助，所以感觉好一点。半夜热重则口干舌燥加重。

2020 年 2 月 13 日 8:45

患者：今天是喝中药（柴胡桂枝汤、达原饮）的第四天，喝中药之后晚上盗汗严重，影响睡眠（中间换了两次内衣），口干舌燥还有点儿，精神状态还好，其他无异常。坚持早睡早起，加强营养，练习八段锦、做操等，故精神还好。

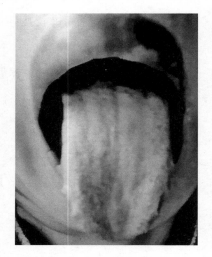

2020 年 2 月 14 日 10:38

患者：收到颗粒剂（2 月 10 日开的方子，败毒散、升降散加减。党参 10g，茯苓 20g，炙甘草 6g，炒枳壳 10g，桔梗 10g，柴胡 10g，前胡 10g，羌活 10g，独活 10g，川芎 10g，僵蚕 10g，蝉蜕 6g，鳖甲 10g。3 剂，水煎服，日 1 剂，分三次服用）。

目前精神状态好很多了，今天是第五天喝您寄过来的中药。唯一的症状是每天晚上盗汗，口干舌燥还有点儿，所以晚上睡眠差一点，其他无异常。

笔者按：补脾清肺，所以精神状态好转。

2020 年 2 月 15 日 9:22

患者昨晚睡前煮了颗粒剂喝，晚上没有盗汗，口舌干燥的症状还有，呼吸时肺部略有一些不适，其他无异常，按要求去了隔离点。

2020 年 2 月 16 日 16:15

患者：明天喝完了，第二次药（备注：败毒散、升降散加减）感觉挺有效果的。明天发广东"肺炎一号方"中药喝。

笔者按：补脾清肺，安后天两本，所以感觉挺有效果。

广东肺炎 1 号方：连翘、山慈菇、金银花、黄芩、柴胡、青蒿、蝉蜕、前胡、川贝、乌梅、玄参、土鳖虫、苍术、黄芪、太子参、茯苓（剂量不详）。

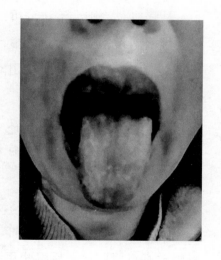

本方来源于广州市第八人民医院中医科谭行华主任经验方。谭行华主任在温病学说理论指导下，拟定治疗新型冠状病毒肺炎的治则为"清热解毒、疏风透表、益气养阴"。方中以山慈菇、连翘清解疫毒、化痰散结，共为君药；柴胡、青蒿、蝉蜕、前胡透热于外，与金银花、黄芩清上焦肺卫之热，苍术芳香辟秽，共为臣药；乌梅生津润肺、敛肺防喘，先安未受邪之地，黄芪、太子参共用益气养阴，茯苓健脾助运，川贝、玄参消化痰热，共为佐药；土鳖虫理气通络为使药。本方蕴含小柴胡汤、清瘟败毒饮、达原饮及补中益气汤之义。

笔者按：广东肺炎 1 号方是一个好方。好在哪里呢？

从病因、病位、病性分析：第一，确定新冠肺炎疫病的病因属于五运六气范围，是冬行夏令的少阳相火造成的暖冬形成的；第二，根据《温疫论》确定病因为"异气"；第三，定性新冠肺炎疫病为"温热疫"；第四，指出发病时间在冬春交季之时；第五，指出"温热疫毒"从口鼻而入，"首先犯肺"，点出病因盘踞于肺；第六，指出温热疫毒犯肺的中医临床证候在肺脾范围，有发热、畏寒、干咳、咽痛等肺系证候，可伴有疲乏、纳差、头晕、恶心、呕吐等脾系证候，舌红苔黄、脉数为肺有郁热之象。

从病机、治则、治法分析：一是相火犯肺，肺部火燥，伤阴伤气，气阴两伤；二是素体脾虚，又有土运不及，形成肺脾同病，得出核心病机：温疫犯肺，气阴两虚；中医治则：透热解毒，益气养阴。

从处方分析：如上。理法方药一致，病因盘踞部位与方药治疗部位一致，可为典范。

2020 年 2 月 17 日

患者来隔离点第三天，昨天晚饭后感觉有点胸闷，然后喉咙里总是感觉有痰堵着，吐出来是白痰。之前的颗粒剂还有 3 包，今天喝完。目前胃口还好，每餐还能吃得下。

处方：升阳益胃汤、败毒散、竹叶石膏汤加减。黄芪 30g，党参 15g，白术 15g，茯苓 15g，炙甘草 10g，姜半夏 9g，陈皮 12g，升麻 10g，柴胡 10g，羌活 10g，独活 10g，炒枳壳 10g，桔梗 10g，前胡 10g，淡竹叶 10g，石膏 30g，麦冬 20g，瓜蒌皮 12g。颗粒剂，3 剂，开水冲服，每次 1 包，1 日 2 次。

笔者按：调肺脾是根本，竹叶石膏汤从肺两补气阴，人参败毒散和升阳益胃汤补脾胃除湿升阳，正治法也。

2020 年 2 月 19 日

患者：医院检测两次核酸检查都是阴性，今天又去做肺部 CT。从昨天开始喝广东肺炎 1 号方，目前除了呼吸时前胸后背有点儿不舒服，其他还好。

武汉科技大学肺部 CT 报告：左肺及右肺下叶炎症，考虑病毒性感染（吸收期）。左肺下叶钙化灶。肝脏低密度影，考虑囊肿可能。

2020 年 2 月 20 日

患者：这两天总有点儿胸闷的感觉，所以晚上睡眠不好，别的都还好。

2020 年 2 月 22 日

患者：目前基本恢复正常，偶尔有咳嗽和胸部压迫感，深深叹口气就感觉舒服一些。肺部 CT 结果一直没发过来，不过最近几天感觉好多了，也比较稳定。

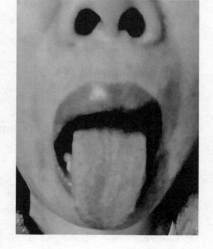

开始上班，线上办公了，最近每天也过得快。

2020 年 2 月 23 日

患者：舌苔比之前好很多，前胸后背还是有点儿疼，剧烈运动时会扯到疼，比前期好很多，口干舌燥基本好了，胃口不是很好，尤其在隔离点饭菜也不怎么样。

2020 年 2 月 25 日

患者：这两天感觉又比前两天差一些，又开始出虚汗，而且时常感觉呼气费力，人感觉虚弱无力，不晓得是不是营养跟不上的原因。在这里（隔离点）牙龈还发炎了。

笔者按：可能有点劳复。

2020 年 2 月 27 日 15:46

患者：收到 2 月 18 日开的药方（升阳益胃汤、败毒散、竹叶石膏汤。黄芪 30g，党参 15g，白术 15g，茯苓 15g，炙甘草 10g，姜半夏 9g，陈皮 12g，升麻 10g，柴胡 10g，羌活 10g，独活 10g，炒枳壳 10g，桔梗 10g，前胡 10g，淡竹叶 10g，石膏 30g，麦冬 20g，瓜蒌皮 12g。3 剂)。

目前还比较稳定，只是偶尔有点儿胸闷，要深深叹口气才感觉舒服。人还是比较虚弱，不能劳累的感觉。

笔者按：竹叶石膏汤、人参败毒散、升阳益胃汤双调肺脾。

2020 年 2 月 29 日 15:25

患者：还在隔离点隔离，所以中药到了也没法喝。最近就是胸闷，就像吃撑了一样的压迫感，要深深吸气，才能舒服一些。

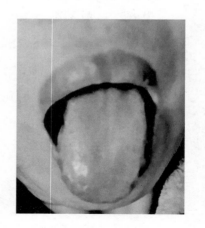

2020 年 3 月 6 日 6:03

患者：还是经常胸闷气短，甚至晚上无法入睡，昨天一晚上几乎没睡。

笔者按：胸中大气不足。

2020 年 3 月 7 日 15:56

患者：昨天（3 月 6 日）检查新型冠状病毒血清抗体 IgM 阴性，

IgG 阳性。

2020 年 3 月 14 日 17:27

患者：前胸后背疼，从昨天到今天还厉害了一点，就像是伤口撕开了的疼。未复查抗体，肺部 CT 提示双肺少许炎症。昨天喝的康复中药晚饭吃完了，今天改吃广东肺炎 1 号方。之前一直服用广东肺炎 1 号方，3 月 11 日换了康复中药，3 月 12 日、13 日喝的是康复中药，昨天又开始不舒服，然后今天换成先前的中药了。康复中药喝了胃口和睡眠好些，但是胸口开始闷疼。

武汉科技大学医院肺部 CT：双肺少许炎症。

笔者按： 看来康复中药有问题。

2020 年 3 月 15 日 17:58

患者：乏力，说话、做事接不上气，前胸后背有点儿疼，其他的都还好。

处方：升阳益胃汤、败毒散、瓜蒌薤白半夏汤。黄芪 30g，党参 15g，白术 15g，茯苓 15g，炙甘草 10g，姜半夏 9g，陈皮 12g，升麻 10g，柴胡 10g，羌活 10g，独活 10g，川芎 10g，炒枳壳 10g，桔梗 10g，前胡 10g，全瓜蒌 20g，薤白 10g，地龙 12g。3 剂，颗粒剂，开水冲服，每次一包，一日 2 次。

2020 年 3 月 19 日

患者：今天开始喝 3 月 15 日开的颗粒剂。

2020 年 3 月 20 日

患者：很爱出汗，洗个澡出来，换的秋衣立马湿透了，长期前后隔条毛巾。晚上出虚汗还好，每天正常吃饭，早上红糖、生姜和红枣熬汤喝一碗，然后吃鸡蛋和稀饭，9 点喝中药，艾灸和锻炼，10 点半左右喝碗银耳汤，中饭不想吃也逼自己吃一碗，再喝中药，下午三四点再喝点银耳汤，晚饭吃点稀饭，喝药，睡前做一下康复运动，几乎每天都这样安排。昨天好一点儿，洗洗刷刷忙了大半天，当然量力而行的，今天就觉得胸闷气短，蛮担心有后遗症，经常这样子。

处方：升阳益胃汤、竹叶石膏汤、千金苇茎汤。黄芪 30g，党参 15g，白术 15g，茯苓 15g，炙甘草 10g，姜半夏 9g，陈皮 12g，升麻 10g，柴胡 10g，淡竹叶 10g，石膏 30g，麦冬 20g，全瓜蒌 20g，薤白 10g，芦根 20g，桃仁 10g，薏苡仁 15g，冬瓜仁 10g。3 剂，颗粒剂，开水冲服，每次一包，一日 2 次。

笔者按：改用这个方药好。

2020 年 3 月 23 日 8:09

患者：服药后胸背部疼痛缓解，出汗较多，白天也出汗，比晚上少一些。昨晚出汗好厉害，从 1 点到 4 点多一直出，湿透了，无法睡觉，被子和衣服都换了，中间迷糊一下噩梦惊醒。医嘱喝盐糖水、炖甲鱼汤喝。

处方：青蒿鳖甲汤、牡蛎散。青蒿 12g，炙鳖甲 15g，生地黄 12g，知母 6g，牡丹皮 9g，生黄芪 20g，煅牡蛎 30g，麻黄根 10g，浮小麦 30g。3 剂，颗粒剂，开水冲服，每次一包，一日 2 次。

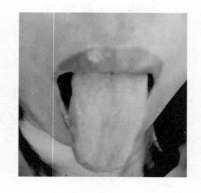

笔者按：清透虚热当有效，但会

影响胃口。

2020 年 3 月 24 日 8：20

患者：昨天炖甲鱼汤喝了，晚上出汗情况好转许多。

医嘱：甲鱼壳可以再煮半小时左右，放些盐，熬成甲鱼壳盐水汤，喝这个汤对减轻盗汗有帮助。姜、蒜、葱等辛热食物不要吃，出汗多可以多喝些温盐水＋红糖水。

2020 年 3 月 26 日

患者：昨天喝了 3 包中药颗粒剂（青蒿鳖甲汤、牡蛎散），晚上出虚汗稍微好一点儿。胸背还是有点儿疼、不舒服，胸闷气短还好。胃口不大好，主要是自汗、盗汗的症状。

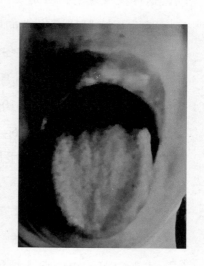

处方：青蒿鳖甲汤、牡蛎散、升陷汤。青蒿 12g，炙鳖甲 15g，生地黄 15g，知母 9g，牡丹皮 9g，生黄芪 30g，煅牡蛎 30g，麻黄根 10g，浮小麦 30g，升麻 6g，柴胡 6g，桔梗 6g。
3 剂，颗粒剂，开水冲服，每次一包，一日 2 次。

2020 年 3 月 27 日 17：32

患者：感觉今天白天出汗情况好多了，晚上还有一包中药。

笔者按：都是开始用藿香正气伤阴导致出虚汗多。

2020 年 3 月 28 日 10：54

患者：3 月 26 日开的中药到了，昨晚出汗好一点儿，今天白天胸背又有点儿疼。

2020 年 3 月 29 日 9:01

患者：不到 7 点就起来，吃早饭、做八段锦到现在，昨晚出汗又好一点儿，除了有点儿胸闷，其他都还好。

2020 年 3 月 30 日 7:33

患者：昨晚又很不好，出汗不止，衣服换了三套，被子也湿了，睡前胸闷，这样反反复复，真是要折磨死了！

明天开始喝社区提供的康复 2 号方：南北沙参各 10g，麦冬 15g，西洋参 6g，五味子 6g，生石膏（先煎）15g，淡竹叶 10g，桑叶 10g，芦根 15g，丹参 15g，生甘草 6g。每日 1 剂，水煎 400mL，分 2 次服用，早晚各一次。

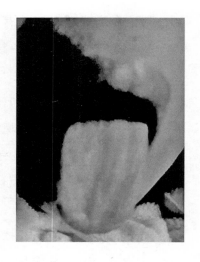

笔者按：此方显得有些寒凉，加一点儿温脾胃药就好了。

2020 年 4 月 1 日 11:45

患者：鸭子跟白萝卜煨汤可以吧？昨晚还是出汗，睡眠一直不好，怎么个姿势都觉得背部、胸口压迫得不舒服，胸口、背部总是扯到有点儿疼感。

回复：鸭子跟白萝卜煨汤可以的。2 号方加桔梗 10g、炒枳壳 10g、前胡（或白前）10g、柴胡 10g、炒白芍 10g。

患者去药店无炒枳壳、前胡（或白前），配到了桔梗 10g、枳实 10g、柴胡 10g、炒白芍 10g、瓜蒌子 10g。作用：透邪解郁，疏肝理脾，宣肺化痰。

2020 年 4 月 2 日 10:25

患者：昨晚出汗好点儿了，所以睡得稍微好一点儿，今天精神也好一些。以前总是晚上换三套衣服、毛巾，昨晚只换了一次，胸背部疼痛也好一点儿了。

医嘱：白天如果有太阳，可以晒晒太阳。

2020 年 4 月 6 日

患者：最苦恼的是睡不好觉，昨晚几乎一夜没睡，早上胸口又不舒服了。

医嘱：2 号方加上生地黄 15g、百合 15g、酸枣仁 12g、远志 12g。

2020 年 4 月 10 日

患者：前期的康复 2 号方，昨天开始喝第二个疗程，出汗好一点儿，可是感觉胸背又疼起来。

笔者按： 心肺主胸背，康复 2 号方寒凉伤阳，伤阳则胸痹不舒。

处方：全瓜蒌 20g，薤白 10g，姜半夏 9g。3 剂，水煎服，日一剂，分2 次服用，嘱停服康复 2 号方。

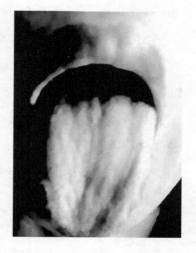

2020 年 4 月 15 日

患者：这三天好多了，出虚汗、胸背疼的症状有所改善，但还是有点儿，请问全瓜蒌 20g、薤白 10g、姜半夏 9g，这个方子还要继续喝么？

医嘱：继续照方抓药喝 3 天。

2020 年 4 月 18 日

患者：后背总有点儿酸痛感，怕冷的感觉，闲下来就用暖手宝，前胸有时候摸着是凉凉的，后背摸不着，估计也是凉凉的，特别是出汗以后。

金银潭医院检查新型冠状病毒肺炎 IgG 阳性、IgM 阴性，SARS–CoV–2 阴性。

现在晚上可以睡一下，但还是感觉不舒服，总是在凌晨 1 点、3 点左右醒来。现在 2 号方又喝了一个疗程，还是爱出虚汗，但比先前好很多，晚上只换一次衣服，胸背酸疼也好很多，偶尔干咳一下，没有痰。

处方：柴胡加龙骨牡蛎汤。柴胡 20g，黄芩 9g，姜半夏 9g，党参 15g，生姜 10g，大枣 10g，炙甘草 10g，茯神 15g，茯苓 15g，桂枝 10g，制大黄 6g，龙骨 30g，牡蛎 30g。5 剂，水煎服，日一剂，分 3 次服用，禁生冷辛辣饮食。停服康复 2 号方。

笔者按：柴胡加龙骨牡蛎汤用得好。

2020 年 4 月 21 日

湖北六七二中西医结合骨科医院肺部 CT：①右肺下叶后基底段少许感染；②左侧局限性胸膜增厚；③肝内囊肿可能。

患者：喝了您最后一次开的药（柴胡加龙骨牡蛎汤）第二天了，感觉又好了很多，昨晚睡觉感觉好一些。

2020 年 4 月 23 日

患者：感觉最近好多了，只是晚上睡不好。出汗改善了，胸背疼也改善很多了，只有一点酸疼和胸闷。另外，喝了您最后开的药之后，不出汗了，感觉晚上有点燥热，翻来覆去睡不好。

2020 年 4 月 28 日

患者：白天活动后出汗，前胸后背还有一些不适，舒展不开的感觉，但比以前好多了，晚上睡眠不好。

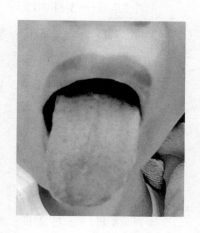

处方：柴胡桂枝汤加龙骨、牡蛎。柴胡 20g，黄芩 9g，姜半夏 9g，党参 15g，茯神 15g，龙骨 30g，牡蛎 30g，桂枝 10g，炒白芍 10g，生姜 10g，大枣 10g，炙甘草 10g。5 剂，水煎服，日一剂，分 3 次服用，禁生冷辛辣饮食。

笔者按：用柴胡桂枝汤开始，又用柴胡桂枝汤收工，好！

备注：患者具体用药过程如下。

1 月 27 日～1 月 31 日：阿莫西林、复方氨酚烷胺分散片、板蓝根颗粒、连花清瘟胶囊。

2 月 3 日～2 月 9 日：小柴胡颗粒＋藿香正气水。

2 月 10 日～2 月 14 日：柴胡桂枝汤、达原饮，5 剂。

2 月 15 日～2 月 17 日：败毒散、升降散加减，3 剂。

2 月 18 日～3 月 10 日：广东肺炎 1 号方。

3 月 11 日～3 月 13 日：康复 2 号方。

3 月 14 日～3 月 18 日：广东肺炎 1 号方。

3 月 19 日～3 月 21 日：升阳益胃汤、败毒散、瓜蒌薤白半夏汤，3 剂。

3 月 22 日～3 月 24 日：升阳益胃汤、竹叶石膏汤、千金苇茎汤，3 剂。另炖甲鱼汤喝。

3 月 25 日～3 月 27 日：青蒿鳖甲汤、牡蛎散，3 剂。

3月28日～3月30日：青蒿鳖甲汤、牡蛎散、升陷汤，3剂。

3月31日～4月5日：康复2号方，4月1日开始加桔梗、枳实、柴胡、炒白芍、瓜蒌子。

4月6日～4月10日：康复2号方加生地黄、百合、酸枣仁、远志。

4月11日～4月13日：瓜蒌薤白半夏汤，3剂。

4月14日～4月16日：康复2号方加瓜蒌薤白半夏汤，3剂。

4月20日～4月25日：柴胡加龙骨牡蛎汤，5剂。

4月28日～5月2日：柴胡桂枝汤加龙骨、牡蛎，5剂。

检查结果一览：

1月27日社区检查血常规，提示白细胞计数下降（具体不详）。

2月7日查血常规：白细胞（WBC）$3.9×10^9$/L，淋巴细胞（LY）$1.4×10^9$/L，血红蛋白124g/L，血小板（PLT）$96×10^9$/L。新型冠状病毒核酸检测阴性。肺部CT：双肺胸膜下多发磨玻璃影及网格状影，考虑肺炎。

2月8日复查血常规：WBC$4.84×10^9$/L，LY$7.2×10^9$/L，Hb147g/L，PLT$334×10^9$/L。

2月19日武汉科技大学肺部CT报告：左肺及右肺下叶炎症，考虑病毒性感染（吸收期）。

3月6日检查新型冠状病毒血清抗体IgM阴性，IgG阳性。

3月14日武汉科技大学医院肺部CT报告：双肺少许炎症。

4月15日金银潭医院检查新型冠状病毒IgG阳性，IgM阴性。SARS-CoV-2阴性。

4月21日湖北六七二中西医结合骨科医院肺部CT：①右肺下叶后基底段少许感染；②左侧局限性胸膜增厚。

146

第六章　疫病的预防

关于疫病的发生，《黄帝内经》非常强调固护自身正气以抵御疫邪的重要作用。如《素问·刺法论》说："五疫之至，皆相染易，无问大小，病状相似，不施救疗，如何可得不相移易者？岐伯曰：不相染者，正气存内，邪不可干，避其毒气（笔者按：避，与毒气隔离开，即隔离防护的意思），天牝（牝，鼻。古人注意防控疫疬之气。张景岳：鼻受天之气，故曰天牝，老子谓之玄牝。）从来，复得其往，气出于脑，即不邪干。气出于脑，即室先想心如日，欲将入于疫室，先想青气自肝而出，左行于东，化作林木；次想白气自肺而出，右行于西，化作戈甲；次想赤气自心而出，南行于上，化作焰明；次想黑气自肾而出，北行于下，化作水；次想黄气自脾而出，存于中央，化作土。五气护身之毕，以想头上如北斗之惶惶，然后可入于疫室。"又说："肾有久病者，可以寅时面向南，净神不乱思，闭气不息七遍，以引颈咽气顺之，如咽甚硬物，如此七遍后，饵舌下津令无数。"说明疫病的发生，有内外之因，如《灵枢·百病始生》说："风雨寒热，不得虚，邪不能独伤人。卒然逢疾风暴雨而不病者，盖无虚，故邪不能独伤人。此必因虚邪之风与其身形，两虚相得，乃客其形。"《素问·八正神明论》说："以身之虚而逢天之虚，两虚相感，其气至骨，入则伤五脏。"所以预防疫病，既要固护正气，也要趋避邪气。

《灵枢·口问》说："夫百病之始生也，皆生于风雨寒暑，阴阳喜怒，饮食居处。"说明固护正气要做到以下几方面。

一、避六淫邪气

趋避外邪的目的是为了强身固正，如《素问·六元正纪大论》说"避虚邪以安其正"。所以《素问·上古天真论》说"虚邪贼风，避之有时"，《素问·刺法论》说"避其毒气"。

二、调适阴阳

《黄帝内经》强调天人合一的思想，人法天道，强调人要顺应四时阴阳的变化，如《素问·四气调神大论》说："夫四时阴阳者，万物之根本也。所以圣人春夏养阳，秋冬养阴，以从其根，故与万物沉浮于生长之门。逆其根，则伐其本，坏其真矣。故阴阳四时者，万物之终始也，死生之本也。逆之则灾害生，从之则苛疾不起，是谓得道。"

三、调摄精神

七情六欲乃人之常情，也是致病的主要因素。如《灵枢·口问》说："大惊卒恐，则血气分离，阴阳破败，经络厥绝，脉道不通，阴阳相逆，卫气稽留，经脉虚空，血气不次，乃失其常。""悲哀愁忧则心动，心动则五脏六腑皆摇。"《灵枢·本神》说："愁忧者，气闭塞而不行。"《素问·举痛论》说："怒则气上，喜则气缓，悲则气消，恐则气下……惊则气乱，劳则气耗，思则气结"；"恐则精却，却则上焦闭，闭则气还，还则下焦胀，故气不行矣"；"惊则心无所倚，神无所归，虑无所定，故气乱矣。"既然"心动"能够导致"五脏六腑皆摇"，那么要想使"五脏六腑"安定，就必须让心静下来。

所以《素问·上古天真论》说："恬惔虚无，真气从之，精神内守，病安从来。"就是说，要摒除杂念，以静养为主。如《素问·生气通天论》说："清静则肉腠闭拒，虽有大风苛毒，弗之能害。"

四、节制饮食

饮食虽然是后天养命之本，所谓"人以水谷为本"，四季脉皆"以胃气为本"（《素问·平人气象论》），"五脏者皆禀气于胃，胃者五脏之本也"（《素问·玉机真脏论》），"胃不和则精气竭"（《素问·厥论》），但若饮食不节，饥饱无常，脾胃损伤，营卫气血无源，就会影响机体功能，导致体虚，降低抗病能力而得病。如《素问·生气通天论》说："因而饱食，筋脉横解，肠澼为痔；因而大饮，则气逆。"又说："阴之所生，本在五味；阴之五宫，伤在五味。是故味过于酸，肝气以津脾气乃绝；味过于咸，大骨气劳，短肌，心气抑；味过于甘，心气喘满，色黑，肾气不衡；味过于苦，脾气不濡，胃气乃厚；味过于辛，筋脉沮弛，精神乃央。是故谨和五味，骨正筋柔，气血以流，腠理以密，如是则骨气以精，谨道如法，长有天命。"

五、优选环境

居住环境会直接影响人的身体健康，所以古人讲究风水。风指居住环境的空气，空气要流通，常有新鲜空气。水要用活水，不可用死水、污水。土壤里不可有有害物质，土质要肥沃，适宜种庄稼。另外，社会环境也会影响人的健康。古人提出大兵之后，必有大灾，大灾之后，必有大疫，说明社会的动乱、饥荒可以造成疫病流行。

六、藏精固本

《素问·金匮真言论》:"藏于精者,春不病温。"精,一般指肾精。肾精属水,温属火热,水能克火。所以说,善于养肾精者,在春天阳气上升之际,很少发生温病。养肾精,一是要节制性生活,避免"醉以入房,以欲竭其精,以耗散其真,不知持满,不时御神,务快其心,逆于生乐,起居无节"等不良生活习惯,做到"起居有常,不妄作劳",以保持旺盛的精力,增强机体的免疫能力,就能避免病邪对人体的侵害。二是做到不治已病治未病,对平时体弱的人,适当服用中药养精固本,以增强体质,防范病邪对身体的侵害。

七、吐法预防

《素问·刺法论》说:"于春分之日,日未出而吐之。"(马莳注:"用远志去心,以水煎之,日未出,饮二盏而吐,吐之不疫")

八、浴法预防

《素问·刺法论》说:"于雨水日后,三浴以药泄汗。"

九、药法预防

《素问·刺法论》说:"小金丹方:辰砂二两,水磨雄黄一两,叶子雌黄一两,紫金半两,同入合中,外固了地一尺筑地实,不用炉,不须药制,用火二十斤煅之也,七日终,候冷七日取,次日出合子,埋药地中,七日取出,顺日研之,三日炼白沙蜜为丸,如梧桐子大,每日望东吸日华气一口,冰水下一丸,和气咽之,服十粒,无疫干也。"

十、解除郁气

气郁是导致疫病发生的重要因素，故《黄帝内经》强调治郁气。

对于郁气的治疗，《素问·刺法论》提出当"折郁扶运，补弱全真，泻盛蠲余"。即消散郁结之气，补助不足之虚，泻其有余，勿犯"虚虚实实"之戒。

黄帝问曰：升降不前，气交有变，即成暴郁，余已知之，何如预救生灵，可得却乎？岐伯稽首再拜对曰：昭乎哉问。臣闻夫子言，既明天元，须穷刺法，可以折郁扶运，补弱全真，泻盛蠲余，令除斯苦……

帝曰：五运之至有前后，与升降往来，有所承抑之，可得闻乎刺法？岐伯曰：当取其化源也。是故太过取之，不及资之，太过取之，次抑其郁，取其运之化源，令折郁气，不及扶资，以扶运气，以避虚邪也。

意思是说，当治疗气化的本源，太过的用泻法，以折减郁滞之气；不及的用补法，以扶植运气，避免虚邪的产生。

十一、愈后防复

防止疫病愈后食复、体力心力劳复，以及房劳复。

十二、饮食调养

疫病愈后，脾胃尚弱，多吃米粥调养，食宜甘淡，少食肥腻，禁生冷辛辣。

第七章　治疫方剂

疫病属于外感病,《伤寒论》是我国第一部治疗外感病的专著,也是治疗疫病的专著,《伤寒论》的方剂都是治疗疫病的。外感病来源于天之气,古称天行病。本书选用《辅行诀五脏用药法要》治疗天行疫病的方剂列于下。

一、仲景方

1. 桂枝汤

桂枝三两(去皮)　芍药三两　甘草二两(炙)　生姜三两(切)大枣十二枚(擘)

上五味,㕮咀三味,以水七升,微火煮取三升,去滓,适寒温,服一升。服已须臾,啜热稀粥一升余,以助药力。温覆令一时许,遍身漐漐微似有汗者益佳,不可令如水流离,病必不除。若一服汗出病差,停后服,不必尽剂。若不汗,更取依前法,又不汗,后服小促其间,半日许,令三取尽。若病重者,一日一夜服,周时观之,服一剂尽,病证犹在者,更作服。若不汗出,乃服至二三剂。禁生冷、黏滑、肉面、五辛、酒酪、臭恶等物。

主治:天行发热,自汗出而恶风,鼻鸣干呕。

2. 麻黄汤

麻黄三两(去节)　桂枝二两(去皮)　甘草一两(炙)　杏仁七十个(去皮尖)

上四味，以水九升，先煮麻黄，减二升，去上沫，内诸药，煮取二升半，去滓，温服八合，覆取微似汗，不须啜粥，余如桂枝法将息。

主治：天行发热，恶寒，汗不出而喘，身疼痛，脉紧。

3. 葛根汤

葛根四两　麻黄三两（去节）　桂枝二两（去皮）　生姜三两（切）　甘草二两（炙）　芍药二两大枣十二枚（擘）

上七味，以水一斗，先煮麻黄、葛根，减六升，去白沫，内诸药，煮取三升，去滓，温服一升，覆取微似汗，余如桂枝法将息及禁忌。

主治：太阳阳明合病，有阳明肺所主之呕、利证。

4. 小青龙汤

麻黄（去节）　芍药　细辛　干姜　甘草（炙）　桂枝（去皮）各三两　五味子半升　半夏（洗）半升

上八味，以水一斗，先煮麻黄，减二升，去上沫，内诸药，取三升，去滓，温服一升，日三次。

主治：天行病，表不解，心下有水气，干呕，发热喘咳不已者。

5. 小柴胡汤

柴胡半斤　黄芩三两　人参三两　半夏半升（洗）　甘草（炙）生姜各三两（切）　大枣十二枚（擘）

上七味，以水一斗二升，煮取六升，去滓，再煎取三升，温服一升，日三服。若胸中烦而不呕者，去半夏、人参，加栝楼实一枚；若渴者，去半夏，加人参合前成四两半、栝楼根四两；若腹中痛者，去黄芩，加芍药三两；若胁下痞硬者，去大枣，加牡蛎四两；若心下悸、小便不利者，去黄芩，加茯苓四两；若不渴、外有微热者，去人参，加桂枝三两，温服微汗愈；若咳者，去人参、大枣、生姜，加五味子半升、干姜二两。

主治：口苦，咽干，目眩，喜干呕，默默不欲饮食，心烦，胸胁苦满，往来寒热。

《重订通俗伤寒论》中，俞根初称小柴胡汤是和解兼益气法，不同于一般解小柴胡汤法。何秀山按："半表证，即往来寒热、胸胁苦满，指在腠理之风寒而言；半里证，即口苦、咽干、目眩，指在胆腑之里热而言；寒热互拒，所以有和解一法。君以柴胡解少阳在经之表寒，黄芩和少阳在腑之里热，犹恐表邪退而里气虚，故臣以半夏、参、草，和胃阳以壮里气而御表，使以姜、枣，助少阳生发之气，调营卫以解表。盖里气虚则不能御表，表邪反乘虚而入。识透此诀，始识仲景用参之精义。盖上焦得通，精液得下，胃气因和，不强逼其汗，而自能微汗以解，此为和解少阳风寒、助胃化汗之良方。"真精言也，这才符合《伤寒论》所说小柴胡汤证是"半在表，半在里"的原意，表寒里热，一般只言少阳热证不妥。何廉臣勘："小柴胡汤，惟风寒正疟，邪在少阳者，可以按法而投。若温热暑湿诸疟，邪从口鼻而受，肺胃之气，先已窒滞，病发即不饥恶谷，脘闷苔黄，苟不分别，但执此汤奉为圣法，则参、草、姜、枣，温补助邪，骤则液涸神昏，缓则邪留结痞，且有耗伤阴液而成疟痨者，此王孟英阅历有得之言也，用此方者其审慎之。"小柴胡汤证实际是表邪内陷表之里胸胁证，功能是开宣上焦，所谓"上焦得通，津液得下，胃气因和"也。2019己亥年岁末的新冠肺炎疫病就是客气少阳相火郁肺，肺胃之气窒滞，岁运不及而脾虚，不得用槟榔、厚朴、草果、藿香等辛苦刚温药利气祛湿以助少阳相火，需要用柔性药祛痰湿。

笔者按：根据《伤寒论》六经病欲解时和五运六气理论，太阳主心，阳明主肺，少阳主三焦，太阴主脾，少阴主肾，厥阴主肝。以横膈膜为解剖生理基础，横膈膜之上为天、为阳、为表，三阳主之；横膈膜之下为地、为阴、为里，三阴主之。少阳以三焦相火为主，寄于胆，不是以胆为主。何秀山在《重订通俗伤寒论·六经舌苔》说："手少阳经，外主腠理，内主三焦膜原。"口苦、咽干、目眩，往来寒热，胸胁苦满为"半表证"，是本证；默默不欲饮食，心烦喜呕为"半里证"，是"半表证"的继发证，因上焦不通导致。

然胸胁非少阳厥阴独主，《素问·金匮真言论》说："南风生于夏，病在心，俞在胸胁。"此言太阳心主胸胁、主外、主表（《素问·刺禁论》说"心部于表"），而太阴脾主内、主里，可知上焦不通包括心肺之胸胁也。

今以《重订通俗伤寒论》所载小柴胡汤加减多种灵活运用方，列表说明于下。

表7-1　小柴胡汤加减法

小柴胡汤	柴胡	黄芩	姜半夏	人参	炙甘草	生姜	大枣					
大柴胡汤	柴胡	黄芩	姜半夏			生姜	大枣	枳实	芍药	大黄		
柴胡桂姜汤	柴胡	黄芩			炙甘草	干姜			桂枝	天花粉	生牡蛎	阴阳水

续表

	柴胡	黄芩	姜半夏		生姜				枳壳	桔梗	陈皮	雨前茶							
柴胡枳桔汤	柴胡	黄芩	姜半夏		生姜				枳壳	桔梗	陈皮	雨前茶							
柴芩双解汤	柴胡	黄芩											葛根	羌活	防风	生石膏	知母	猪苓	白蔻仁

柴平汤：柴胡、黄芩、姜半夏、炙甘草、生姜（＋厚朴、苍术、陈皮、茯苓）

柴胡白虎汤：柴胡、黄芩、生甘草（＋天花粉、生石膏、知母、粳米、荷叶）

柴胡陷胸汤：柴胡、黄芩、姜半夏、生姜（＋瓜蒌、黄连、枳实、桔梗）

柴胡四物汤：柴胡、黄芩、半夏、炙甘草（＋生地黄、白芍、当归、川芎）

加减小柴胡汤：柴胡、酒黄芩（＋桃仁、红花、当归、生地黄、牡丹皮、益元散）

柴胡达原饮：柴胡、黄芩、炙甘草（＋槟榔、厚朴、草果、枳壳、桔梗、青皮）

6. 白虎汤

知母六两　石膏一斤（碎）　甘草二两（炙）　粳米六合

上四味，以水一斗，煮米熟汤成，去滓，温服一升，日三服。

主治：天行热病，大汗出不止，口舌干燥，饮水数升不已，脉洪大。

7. 黄连阿胶汤

黄连四两　黄芩二两　芍药二两　鸡子黄二枚　阿胶三两（一云三挺）

上五味，以水六升，先煮三物，取二升，去滓，内胶烊尽，小冷，内鸡子黄，搅令相得，温服七合，日三服。

主治：天行热病，心气不足，内生烦热，坐卧不安，时下利纯血，如鸡鸭肝者。

8. 竹叶石膏汤

竹叶二把　石膏一斤　半夏半斤（洗）　麦门冬一升（去心）人参二两　甘草二两（炙）　粳米半升

上七味，以水一斗，煮取六升，去滓，内粳米，煮米热汤成，去米，温服一升，日三服。

主治：天行热病，心中烦热，时自汗出，口舌干燥，渴欲饮水，时呷嗽不已，久不解者。

9. 麻杏石甘汤

麻黄四两（去节）　杏仁五十个（去皮尖）　甘草二两（炙）　石膏半斤（碎、绵裹）

上四味，以水七升，煮麻黄，减二升，去上沫，内诸药，煮取二升，去滓，温服一升。

主治：外感邪热壅肺证。身热不解，咳逆气急，鼻煽，口渴，有汗或无汗，舌苔薄白或黄，脉滑而数者。

10. 五苓散

猪苓十八铢（去皮）　泽泻一两六铢　白术十八铢　茯苓十八铢桂枝半两（去皮）

上五味，捣为散，以白饮和服方寸匕，日三服。多饮暖水，汗出愈。如法将息。

主治：膀胱气化不利，水湿内聚引起的小便不利，水肿腹胀，呕逆泄泻，渴不思饮。

11. 麻黄升麻汤

麻黄二两半（去节）　升麻一两一分　当归一两一分　知母十八株　黄芩十八株　葳蕤十八铢（一作菖蒲）　芍药六铢　天门冬六铢

（去心） 桂枝六铢（去皮） 茯苓六铢 甘草六铢（炙） 石膏六铢（碎，绵裹） 白术六铢 干姜六铢

上十四味，以水一斗，先煮麻黄一两沸，去上沫，内诸药，煮取三升，去滓，分温三服。相去如炊三斗米顷，令尽，汗出愈。

主治：伤寒六七日，大下后，寸脉沉而迟，手足厥逆，下部脉不至，咽喉不利，吐脓血者。

12. 麻黄鳖甲汤

升麻二两 当归一两 蜀椒（炒去汗）一两 甘草二两 雄黄半两（研） 鳖甲手指大一片（炙）

上六味，以水四升，煮取一升，顿服之，老小再服，取汗。

主治：治阴阳毒，面赤斑斑如锦纹，咽喉痛，吐脓血。

二、其他方

1. 防风通圣散

防风通圣散出于《宣明论方》。

防风半两，川芎半两，当归半两，芍药半两，大黄半两，薄荷叶半两，麻黄半两，连翘半两，芒硝半两，石膏一两，黄芩一两，桔梗一两，滑石三两，甘草二两，荆芥一分，白术一分，栀子一分。

上为末，每服二钱，水一大盏，生姜三片，煎至六分，温服。若时毒饥馑之后胃气亏损者，须当审察，非大满大实不用。

主治：风热怫郁，筋脉拘倦，肢体焦萎，头目昏眩，腰脊强痛，耳鸣鼻塞，口苦舌干，咽嗌不利，胸膈痞闷，咳呕喘满，涕唾稠黏，肠胃燥热结，便溺淋闭；或夜卧寝汗，咬牙睡语，筋惕惊悸；或肠胃怫郁结，水液不能浸润于周身，而但为小便多出者；或湿热内郁，而时有汗泄者；或因亡液而成燥淋闭者；或因肠胃燥郁，水液不能

宣行于外，反以停湿而泄；或燥湿往来，而时结时泄者；或表之，阳中正气与邪热相合，并入于里，阳极似阴而战，烦渴者；或虚气久不已者。或风热定注，疼痛麻痹者；或肾水真阴衰虚，心火邪热暴甚而僵仆，或卒中久不语，或一切暴喑而不语，语不出声，或喑风痫者，或洗头风，或破伤，或中风诸潮搐，并小儿诸疳积热，或惊风积热，伤寒疫疠而能辨者；或热甚怫结而反出不快者，或热黑陷将死；或大人、小儿风热疮疥及久不愈者，或头生屑，遍身黑鼄，紫白斑驳，或面鼻生紫赤风刺瘾疹，俗呼为肺风者，或成风疠，世传为大风疾者；或肠风痔漏，及伤寒未发汗，头项身体疼痛者，并两感诸症。兼治产后血液损虚，以致阴气衰残，阳气郁甚，为诸热症，腹满涩痛，烦渴喘闷，诸妄惊狂，或热极生风而热燥郁，舌强口噤，筋惕肉瞤，一切风热燥症，郁而恶物不下，腹满撮痛而昏者。兼消除大小疮及恶毒，兼治堕马打扑伤损疼痛，或因而热结，大小便涩滞不通，或腰腹急痛，腹满喘闷者。

2. 人参败毒散

人参败毒散出于《太平惠民和剂局方》卷二。

主治：伤寒时气，头痛项强，壮热恶寒，身体烦疼，及寒壅咳嗽，鼻塞声重，风痰头痛，呕哕寒热。

官拣参（五七分，不用亦可），芽桔梗（一钱二分），正川芎（一钱），白云苓（一钱），陈枳壳（一钱），信前胡（一钱），川羌活（七分），川独活（五分），北柴胡（一钱），南薄荷（一钱），荆芥穗（一钱），北防风（一钱），净连翘（一钱），炙甘草（五分），生姜一片为引，水煎，半饥服，每日二剂。

3. 圣散子

圣散子出于《太平惠民和剂局方》。

主治：伤寒、时行疫疠、风温、湿温，一切不问阴阳两感，表里未辨，或外热内寒，或内热外寒，头项腰脊拘急疼痛，发热恶寒，肢节疼重，呕逆喘咳，鼻塞声重；及食饮生冷，伤在胃，胸膈满闷，腹胁胀痛，心下结痞，手足逆冷，肠鸣泄泻，水谷不消，时自汗出，小便不利，并宜服之。

厚朴（去粗皮，姜汁炙）、白术、防风（去芦头）、吴茱萸（汤洗七次）、泽泻、附子（炮裂，去皮、脐，一说去土）、高良姜、猪苓（去皮）、藿香（去枝、土）、苍术、麻黄（去根、节）、细辛（去苗）、芍药、独活（去芦）、半夏（汤洗七次，姜汁制）、茯苓（去皮）、柴胡（去芦）、枳壳（去瓤，麸炒），各半两，甘草（炙）一两，草豆蔻仁（十个，去皮），石菖蒲半两。

上为粗散，每服四钱，水一盏半，煎取一盏，去滓，热服，不计时候，取遍身微汗即愈。时气不和，空腹饮之，以辟邪疫。

4．神术散

神术散出于《太平惠民和剂局方》卷二。

主治：四时瘟疫，头痛项强，发热憎寒，身体疼痛，及伤风鼻塞声重，咳嗽头昏，并皆治之。

苍术（米泔浸一宿，切，焙）五两，白芷、细辛（去叶、土）、羌活（去芦）、川芎、甘草（炙），各一两。

上为细末，每服三钱，水一盏，生姜三片，葱白三寸，煎七分，温服，不拘时。如觉伤风鼻塞，只用葱茶调下。

5．普济消毒饮子

普济消毒饮子出于《东垣试效方》。

泰和二年，先师以进纳监济源税，时四月，民多疫疠，初觉憎寒体重，次传头面肿盛，目不能开，上喘，咽喉不利，舌干口燥，俗云大头天行，亲戚不相访问，如染之，多不救。张县丞侄亦得此病，至五六日，医以承气加蓝根下之，稍缓。翌日，其病如故，下之又缓，终莫能愈，渐至危笃。或曰李明之存心于医，可请治之。遂命诊视，具说其由。先师曰：夫身半以上，天之气也；身半以下，地之气也。此邪热客于心肺之间，上攻头目而为肿盛，以承气下之，泻胃中之实热，是诛罚无过，殊不知适其所至为故……普济消毒饮子。

黄芩、黄连各半两，人参三钱，橘红、玄参、生甘草各二钱，连翘、鼠粘子、板蓝根、马勃各一钱，白僵蚕（炒）七分，升麻七分，柴胡二钱，桔梗二钱。共为细末，半用汤调，时时服之。半蜜为丸，噙化之，服尽良愈。

《温病条辨》治疗"大头瘟、虾蟆温"也曾用该方，"治法总不能出李东垣普济消毒饮之外"。并做了加减："温毒咽痛喉肿，耳前耳后肿，颊肿，面正赤，或喉不痛，但外肿，甚则耳聋，俗名大头瘟、虾蟆温者，普济消毒饮去柴胡、升麻主之。初起一二日，再去芩、连，三四日加之，佳。"并解释说："去柴胡、升麻者，以升腾飞越太过之病，不当再用升也。""去黄芩、黄连者，芩、连里药也。病初起未至中焦，不得先用里药，故犯中焦也。"

叶子雨在《增补评注温病条辨》中说："此方有升、柴之升散，亦有芩、连之苦降，开合得宜，不得讥东垣之误也。去升麻、黄连尚可，去黄芩、柴胡则不可。只知泥执三焦，不知有阴阳十二经脉；只知外感之温邪，不知有伏气之温病温毒，乃内附疫邪，借少阳为出路，舍柴胡何以驱转伏邪？况数证亦难以一方葳事。温热、瘟疫不分，误人非浅！"

笔者按：普济消毒饮体现了李东垣升降浮沉的辨证思想及用

药风格，笔者在 2015 年出版的《五运六气解读〈脾胃论〉》中有明确论述。泰和二年是甲午年，土运太过，少阴君火司天。《素问·至真要大论》说："少阴司天，热淫所胜，怫热至，火行其政。民病胸中烦热，嗌干，右胠满，皮肤痛，寒热咳喘，大雨且至，唾血血泄，鼽衄嚏呕，溺色变，甚则疮疡胕肿，肩背臂臑及缺盆中痛，心痛肺䐜，腹大满，膨膨而喘咳，病本于肺。尺泽绝，死不治。""热淫所胜，平以咸寒，佐以苦甘，以酸收之。"李东垣说"身半以上，天之气也"，"邪热客于心肺之间，上攻头目而为肿盛"，故用黄芩、黄连、玄参、板蓝根苦咸寒治疗心肺之火毒，以达到燥降收和寒沉藏的目的，而复其沉降之性；用连翘、鼠粘子、马勃、白僵蚕、升麻、柴胡、桔梗、生甘草等辛甘凉风药升浮生长之性，以疏散在上之热毒，且顺其升发之性，使其恢复左右升降之能；用人参、橘红以健脾化湿，坐镇中州以枢转左右。心肺脾三本同治，故见效速。

6. 五瘟丹

五瘟丹出于《济阴纲目·瘟疫》。

主治：四时瘟疫流行，伤寒发热，并热疟热病。

黄连（属火，戊癸之年为君）、黄柏（属水，丙辛之年为君）、黄芩（属金，乙庚之年为君）、甘草（属土，甲己之年为君）、山栀（属木，丁壬之年为君）、香附子、紫苏，以上各一两，以值年药为君者倍一两。

上七味皆生用，于冬至日各制为末，用锦纹大黄三两浓煎汤，去滓，熬成膏，和前药为丸如弹子大，朱砂、雄黄末为衣，再贴金箔，每服一丸，冷水磨服。

7. 升降散

升降散出于《伤寒瘟疫条辨》卷四。

白僵蚕（酒炒，二钱）　全蝉蜕（去土，一钱）　姜黄（去皮，三分）　川大黄（生，四钱）

称准，上为细末，合研匀。病轻者，分四次服，每服重一钱八分二厘五毫，用黄酒一盅、蜂蜜五钱，调匀冷服，中病即止。病重者，分三次服，每服重二钱四分三厘三毫，黄酒盅半，蜜七钱五分，调匀冷服。最重者，分二次服，每服重三钱六分五厘，黄酒二盅，蜜一两，调匀冷服（一时无黄酒，稀熬酒亦可，断不可用蒸酒）。胎产亦不忌。炼蜜丸，名太极丸，服法同前，轻重分服，用蜜、酒调匀送下。

主治："表里三焦大热，其证不可名状者，此方主之。如头痛眩晕，胸膈胀闷，心腹疼痛，呕哕吐食者；如内烧作渴，上吐下泻，身不发热者；如憎寒壮热，一身骨节酸痛，饮水无度者；如四肢厥冷，身凉如冰，而气喷如火，烦躁不宁者；如身热如火，烦渴引饮，头面浮肿，其大如斗者；如咽喉肿痛，痰涎涌盛，滴水不能咽者；如遍身红肿发块如瘤者；如斑疹杂出，有似丹毒风疮者；如胸高胁起胀痛，呕如血汁者；如血从口鼻出或目出，或牙缝出、毛孔出者；如血从大便出，甚如烂瓜肉，屋漏水者；如小便涩淋如血，滴点作疼不可忍者；如小便不通，大便火泻无度，腹痛肠鸣如雷者；如便清泻白，足重难移者；如肉瞤筋惕者；如舌卷囊缩，或舌出寸许，绞扰不住，音声不出者；如谵语狂乱，不省人事，如醉如痴者；如头痛如破，腰痛如折，满面红肿，目不能开者；如热盛神昏，形如醉人，哭笑无常；如手舞足蹈，见神见鬼，似疯癫狂祟者；如误服发汗之药变为亡阳之证而发狂叫跳，或昏不识人者。外证不同，受邪不一，凡未曾服过他药者，无论十日、半月、一月，但服此散，无不辄效也。"

杨栗山说："方以僵蚕为君，蝉蜕为臣，姜黄为佐，大黄为使，米酒为引，蜂蜜为导，六法俱备，而方乃成。窃尝考诸本草，而知僵蚕味辛苦气薄，喜燥恶湿，得天地清化之气，轻浮而升阳中之阳，故能胜风除湿，清热解郁，从治膀胱相火，引清气上朝于口，散逆浊结滞之痰也。其性属火，兼土与木，老得金水之化，僵而不腐，温病火炎土燥，焚木烁金，得秋分之金气而自衰，故能辟一切怫郁之邪气。夫蚕必三眠三起，眠者，病也，合簿皆病而皆不食也；起者，愈也，合簿皆愈而皆能食也。用此而治合家之温病，所谓因其气相感，而以意使之者也，故为君。夫蝉气寒无毒，味咸且甘，为清虚之品，出粪土之中，处极高之上，自感风露而已。吸风得清阳之真气，所以能祛风而胜湿；饮露得太阴之精华，所以能涤热而解毒也。蜕者，退也，盖欲使人退去其痛，亦如蝉之脱然无恙也。亦所谓因其气相感，而以意使之者也，故为臣。姜黄气味辛苦，大寒无毒，蛮人生啖，喜其祛邪伐恶，行气散郁，能入心脾二经，建功辟疫，故为佐。大黄味苦，大寒无毒，上下通行。盖亢甚之阳，非此莫抑，苦能泻火，苦能补虚，一举而两得之。人但知建良将之大勋，而不知有良相之硕德也，故为使。米酒性大热，味辛苦而甘。令饮冷酒，欲其行迟传化，以渐上行头面，下达足膝，外周毛孔，内通脏腑经络，驱逐邪气，无处不到。如物在高巅，必奋飞冲举以取之。物在远方及深奥之处，更必迅奔探索以取之。且喜其和血养气，伐邪辟恶，仍是华佗旧法，亦屠苏之义也，故为引。蜂蜜甘平无毒，其性大凉，主治丹毒斑疹，腹内留热，呕吐便秘，欲其清热润燥，而自散温毒也，故为导。盖蚕食而不饮，有大便无小便，以清化而升阳；蝉饮而不食，有小便无大便，以清虚而散火。君明臣良，治化出焉。姜黄辟邪而靖疫，大黄定乱以致治，佐使同心，功绩建焉。酒引之使上行，蜜润之使下导，引导协力，远近通焉。补泻兼行，无偏胜之弊，寒热并用，得时中宜。所谓天有覆物之功，人有代覆之能，其洵然哉。"

《二分析义》说："夫立方必有君、臣、佐、使，而兼引导，此医理之大法也。考之本草，蚕气温味辛，为清化之品，升清阳而降浊阴，散邪火而除邪热，则烦躁解而口不渴矣。盖蚕必三眠三起，眠者皆病而不食也，起者皆愈而能食也。僵者，合箔皆僵，用以治合家皆病之热疫，因其气味相感而以意使之也，故君。蝉气寒无毒，味咸而甘，为清虚之品，处极高而守廉不食，吸风得清阳之真气，故能去湿散风，饮露得太阴之精华，故能涤热解毒，以不食之物而治乏食之病，其义深其理妙。蜕者，退也，俾人退去其病，脱然无恙，亦因其气味相感而以意使之也，故为臣。姜黄性味辛苦，大寒无毒。藏器谓其除邪热消毒，苏颂喜其辟恶祛邪，能治血中之气，建功逐疫，故为佐。大黄苦寒无毒，亢甚之阳非此莫抑，苦能泻火，兼能补虚，荡涤肠胃，化食调中，安和五脏，推陈致新，能戡定祸乱，所以有将军之号，时疫烦热，非此不除，故为使。米酒性热，其味苦辛而甘，用冷酒，欲其上行头面，遍达肌肤，内通十二经络，外周八万四千毛窍，逐邪驱祟，无处不到，和血行气，助药杀毒，故为引。蜂蜜甘平无毒，弘景云蜜功有五，清热、补中、解毒、润燥、止痛，生则性凉，故能清热，熟则性温，故能补中，甘而和平，故能解毒，柔而濡泽，故能润燥，缓可去急，故能止心腹肌肉疮疡之痛，功和百药，故为导。"

8．达原饮

达原饮出于《温疫论》。

槟榔二钱，厚朴一钱，草果仁五分，知母一钱，黄芩一钱，芍药一钱，甘草五分。

上用水二盅，煎八分，午后温服。

主治：温疫初起，先憎寒而后发热，日后但热而无憎寒也。初得之二三日，其脉不浮不沉而数，昼夜发热，日晡益甚，头疼身痛。其时，邪在夹脊之前，肠胃之后。虽有头疼身痛，此邪热浮越于经，不可认为伤寒表证，辄用麻黄桂枝之类强发其汗。此邪不在经，汗之徒伤表气，热亦不减。又不可下，此邪不在里，下之徒伤胃气，其渴愈甚。宜达原饮。

古往今来，本方在疫病临床中得到广泛应用，颇受医家青睐。如清代雷少逸《时病论》创制宣透膜原法（厚朴、槟榔、草果、黄芩、甘草、藿香叶、半夏）治疫疟；刘奎《松峰说疫》拟除湿达原饮（槟榔、草果仁、厚朴、白芍、甘草、栀子、黄柏、茯苓）治瘟疫兼湿；俞根初《通俗伤寒论》创制柴胡达原饮（柴胡、枳壳、川朴、青皮、炙甘草、黄芩、桔梗、草果、槟榔、荷叶梗）和解三焦及治伤寒兼疟（俗称脾寒疟）。凡此均师法吴又可达原饮而有所化裁。

9．清瘟败毒饮

清瘟败毒饮出于《疫疹一得》。

生石膏大剂六两至八两，中剂二两至四两，小剂八钱至一两二钱，小生地大剂六钱至一两，中剂三钱至五钱，小剂二钱至四钱，乌犀角大剂六钱至八钱，中剂三钱至四钱，小剂二钱至四钱，小剂一钱至一钱半，真川连大剂六钱至四钱，中剂二钱至四钱，小剂一钱至一钱半，生栀子、桔梗、黄芩、知母、赤芍、玄参、连翘、竹叶、甘草、丹皮。

主治：一切火热，表里俱盛，狂躁烦心，口干咽痛，大热干呕，错语不眠，吐血衄血，热盛发斑。

疫证初起，恶寒发热，头痛如劈，烦躁谵妄，身热肢冷，舌刺唇焦，上呕下泄，六脉沉细而数，即用大剂；沉而数者，用中剂；浮大而数者，用小剂。如斑一出，即用大青叶，量加升麻四五分引毒外透。此内化外解、浊降清升之法，治一得一，治十得十。以视升提发表而愈剧者，何不俯取刍荛之一得也。

此十二经泻火之药也。斑疹虽出于胃，亦诸经之火有以助之。重用石膏直入胃经，使其敷布于十二经，退其淫热；佐以黄连、犀角、黄芩泄心、肺火于上焦，丹皮、栀子、赤芍泄肝经之火，连翘、玄参解散浮游之火，生地、知母抑阳扶阴，泻其亢甚之火，而救欲绝之水，桔梗、竹叶载药上行；使以甘草和胃也。此皆大寒解毒之剂，故重用石膏，先平甚者，而诸经之火自无不安矣。

10. 清肺排毒汤

清肺排毒汤出于"第七版诊疗方案"。

麻黄 9g，炙甘草 6g，杏仁 9g，生石膏 15～30g（先煎），桂枝 9g，泽泻 9g，猪苓 9g，白术 9g，茯苓 15g，柴胡 16g，黄芩 6g，姜半夏 9g，生姜 9g，紫菀 9g，款冬花 9g，射干 9g，细辛 6g，生山药 12g，枳实 6g，陈皮 6g，藿香 9g。

煎服法：水煎服，每日一剂，早晚各一次（饭后 40 分钟），温服，三剂一疗程。

如有条件，每次服完药可加服大米汤半碗，舌干津液亏虚者可多服至一碗（注：如患者不发热，生石膏的用量要小，发热或壮热，可加大生石膏用量）。若症状好转而未痊愈，则服用第二个疗程，若患者有特殊情况或其他基础病，第二疗程可以根据实际情况修改处方，症状消失则停药。

主治：适用于轻型、普通型、重型患者。

黄璐琦院士说：它来源于麻杏石甘汤、射干麻黄汤，还有小柴胡汤、五苓散等，是一个轻型、普通型、重型、危重型的通用方。在全国10个省（除湖北省以外）、66个定点医疗机构，已收治1263名确诊患者，其中治愈出院1214例，约占96.12%。57例重型患者采用中西医结合治疗，服用清肺排毒汤，其中42例治愈出院，约占73.7%，无一例转为危重型。患者的肺部影像学对比显示，服用清肺排毒汤两个疗程（6天）后，53例（约占93%）患者的肺部病灶显示出不同程度的缩小和吸收。根据临床研究的数据，清肺排毒汤在阻止轻型、普通型转为重型、危重型方面发挥了积极作用，阻断了病情的恶化，极大降低了病死率，减弱了疫情的危害程度。

11. 化湿败毒方

化湿败毒方出于"第七版诊疗方案"。

生麻黄6g，杏仁9g，生石膏15g，甘草3g，藿香10g（后下），厚朴10g，苍术15g，草果10g，法半夏9g，茯苓15g，生大黄5g（后下），黄芪10g，葶苈子10g，赤芍10g。

服法：每日1～2剂，水煎服，每次100～200mL，一日2～4次，口服或鼻饲。

主治：重型，疫毒闭肺型。症见发热面红，咳嗽，痰黄黏少，或痰中带血，喘憋气促，疲乏倦怠，口干苦黏，恶心不食，大便不畅，小便短赤，舌红，苔黄腻，脉滑数。

黄璐琦院士说：这是在国家诊疗方案推荐的方剂基础上，由中国中医科学院医疗队在金银潭医院结合临床实践优化而成，分别在金银潭医院、东西湖方舱医院、将军路街卫生院开展了重型、普通型、轻型的临床疗效观察。在金银潭医院临床对照试验入组 75 例重型患者，CT 诊断的肺部炎症及临床症状改善非常明显，核酸的转阴时间及住院时间平均缩短了 3 天。在将军路街卫生院治疗普通型患者 124 例，在东西湖方舱医院随机对照观察的轻型、普通型 894 例（中药组 452 例），确证了该方的有效性，对服用化湿败毒颗粒患者的肝肾功能进行了跟踪检测，未发现与药物相关的不良反应。在试验方面，通过新型冠状病毒的小鼠模型评价，发现该方可以降低肺组织病毒的载量 30%。3 月 18 号，化湿败毒颗粒正式获得国家药品监督管理局药物临床试验的批件。中药和化学药、生物药的研发流程不一样，化湿败毒方源自临床，获得临床试验批件的意义，在于中医对疫病的理论及临床疗效有了物化的载体，也是把中医的科研数据与临床高级别证据进行了有效转化。

12. 宣肺败毒方

黄璐琦院士说：此方是在麻杏石甘汤、麻杏薏甘汤、葶苈大枣泻肺汤、千金苇茎汤等经典名方的基础上凝练而来。在武汉市中医院、湖北省中西医结合医院等单位开展的宣肺败毒组（70 例）与对照组（50 例）的研究对照显示：宣肺败毒方在控制炎症、提高淋巴细胞计数方面具有显著疗效。与对照组相比，淋巴细胞的恢复提高 17%，临床治愈率提高 22%。河南中医药大学第一附属医院使用该方治疗轻型、普通型患者 40 例，平均转阴时间为 9.66 天，无一例转为重型、危重型，CT 诊断好转率为 85%。在武汉市中医医院、湖北省中西医结合医院、江夏方舱医院，对使用该方治疗 500 例患者开展的队列研究结果显示，轻型和普通型患者，发热、咳嗽、乏力等症状明显减轻，CT 诊断也显示治疗后显著改善，无一例转重。

（历代中医治疗疫病的方剂有很多，本书只取一些常用的附于此）

附：五运六气解读新型冠状病毒肺炎

（发表于《浙江中医药大学学报》2020 年 3 月第 44 卷第 3 期）

田合禄[1]　李正富[2]

1.北京中医药大学　　2.浙江中医药大学附属第二医院

摘要：[目的] 从中医运气学角度对新冠肺炎的病位、病因、病性、核心病机及其证治等方面进行解读分析，理解新冠肺炎发生的运气学原理，为当前疫情的治疗提供有益参考。[方法] 运用五运六气理论，分别从新冠肺炎发生的气运背景、易感人群、证候分析等全面解读分析新冠肺炎发生的病位、病因、病性、核心病机及其证治。[结果] 2019 年终之气的新冠肺炎，属于冬温疫病范畴。客气少阳相火犯三焦肺、岁运土不及的脾胃虚弱为在上在里的关键因素；复感时寒阴雨雾露之气为在表的引发因素。病位在肺和脾胃，表有时寒阴雨雾露，里有肺胃三焦郁热，属两感疫病，故发病急危。肺病变是核心病位，肺功能失常，一来不通调水道，二来脾不运输，于是湿聚为患，多见舌苔腻。舌苔腻不一定是寒湿直中。既有火毒，复有湿毒，肺天脾地伤，失纳天地气味，神气不生，营卫不通，形神不和。上有火通心郁肺，则上焦不通，中下焦湿聚结滞，三焦相溷，肺不吸天五气，脾不纳地五味，神气不生，营卫不行，脏腑经络不通，而邪乘亏虚处盘踞筑巢，危病致矣。[结论] 新冠肺炎为"两感疫病"，其防治原则当以透清肺之火热和健脾胃为基础，扶正祛邪，兼以解表利湿。

关键词：新型冠状病毒肺炎，病因病机，证候分析，两感疫病，五运六气笔者在 2006 年出版的《疫病早知道——运六气大预测》一书中，对 3000 年来的疫病作了总汇研究，颇多感悟，因此对 2019 己亥年终之气爆发的新型冠状病毒肺炎略陈管见，探析如下。

1 《黄帝内经》确定己亥年终之气有瘟疫

《素问·六元正纪大论》说 2019 己亥年"终之气，畏火司令，阳乃大化，蛰虫出见，流水不冰，地气大发，草乃生，人乃舒，其病温厉"，明确肯定己亥年终之气（农历的十一月、十二月）会发生"温厉"疫病，是当时的主气客气与地域地气杂合形成的，与三年化疫没有关系。

1.1 病名

己亥年终之气的主气是太阳寒水，客气是少阳相火，岁运是湿土不及，至少是寒、火、湿三气综合为病，故明代吴又可有"杂气"瘟疫之名。吴又可在《温疫论》明确指出："瘟疫之为病，非风、非寒、非暑、非湿（笔者按：即非单一的风、寒、暑、湿、燥、火也），乃天地间别有一种异气所感""疫者，感天地之疬气"，所谓"异气""疬气"，又称"杂气"[1]，是杂气瘟疫。清代杨栗山《伤寒瘟疫条辨》补充杂气还有"疵疬旱涝之毒气"[2]。清代的吴鞠通在《温病条辨》中说"疫者，疬气流行，多兼秽浊"[3]。

按照《伤寒论·伤寒例》的说法，从秋分后到春分前主气是寒凉的时间段遇到非时之火热所发疫病名冬温，笔者觉得冬温这个病名比较好，因为这个病名有时间性及病性，时间在冬天，病性是热。若名"温热疫"，容易与陈良佐《二分析义》所言夏季发的"热疫"相混[2]；若名"寒疫"，容易与《伤寒论·伤寒例》的夏有暴寒所致"寒疫"相混。

1.2　病因

疫病的发生，以天道的气与运为主，己亥年终之气的主气是太阳寒水、客气少阳相火及岁运湿气；其次是地道地域的地气，如当时武汉根据气候特点的分析：武汉 11 月份中下旬之前，长时间的气候温燥，骤然遇到强冷空气，即暴寒；其后，12 月 1 日出现第 1 例肺炎患者，此后逐渐增多，疫病发生情况与气候条件相吻合。12月上中旬气候温热，为少见暖冬，后气温下降，尤其是 12 月下旬以后，降雨增多，1 月份气温高而湿度大，湿大于寒，气候凸显阴冷湿寒特点。再是个人体质。所以患病有因时、因地、因人之三因制宜。

这就是说，疫病的发生，非时加临之气（冬暖）是病因主导者，属于天气，各地相同，但发病决定因素是地域阴雨时至——地气，患者则决定于个人体质，即所谓因时、因地、因人之三因也。

1.3　病机分析

因为 2019 年冬温病以气、运为本，从口鼻而入（从鼻入在肺，候在喉，亲上，病胸头。从口入在胃，候在咽，亲下，病腹腿。见《素问·太阴阳明论》。以横膈膜分之），以肺胃病变为中心，尤以肺为核心，肺主表里，少阳三焦相火首先犯肺，火以炎上烁肺为主也。

1.3.1　两感疫病

冬温新冠肺炎，一来冬行夏令相火必有寒中，二来相火胜则寒水来复，寒雨时至（《伤寒论·伤寒例》说"重感于寒者，必病温疟"）。于是有阴雨寒湿雾露之邪在表伤阳，再有岁运少土中气脾虚弱及"皆寒中"（《素问·气交变大论》）。发病有阴湿、有火热，因相火郁肺，寒湿不易直中三阴，是脾阳虚则水湿下流于肾，但不能说是寒湿直中三阴，更不能说是寒湿疫及阴雨寒湿毒邪直中太阴脾肺，而无视客气相火首先郁肺。因为客气相火郁肺，阴雨寒湿很难直中于肺。阴雨雾露伤表属伤寒，客气相火郁肺，火热伤阴在里属温病，吴又可《温疫论》说："伤寒不传染于人，时疫多传染于人，伤寒之邪，自毫窍而入，时疫之邪，自口鼻而入。"[1]此属冬温阴阳表里两感，即两感疫病，阴阳表里两伤最危殆，多死伤，《伤寒论·伤寒例》说伤寒两感者"必死"，何况冬温疫病两感呢！伤寒两感指相表里的两经，如太阳和少阴两感、阳明和太阴两感、少阳和厥阴两感；而冬温疫病两感，是阴雨寒湿雾露之气伤阳仪系统表阳、火热伤肺胃阴仪系统里阴的两感，不得混淆。郁热在肺，阴雨寒湿在外则皮毛鬼门不宣，内则肺失肃降腑道失和。其实，客气少阳三焦相火郁肺及阴雨雾露在表即是《伤寒论·辨脉法》所说"清邪中上焦"，寒湿下流即是《伤寒论·辨脉法》所说"浊邪中下焦，阴中于邪"。此乃冬温总病因病机，此理不明，动手便错。因气候多阴雨雾露，没有燥寒病因病机。

其实《伤寒论》就有两感疫病。《伤寒论·辨脉法》说"清邪中于上焦，浊邪中于下焦。清邪中上名曰洁也，浊邪中下名曰浑也，阴中于邪，必内栗也。表气微虚，里气不守，故使邪中于阴也。阳中于邪，必发热、头痛、项强、颈挛、腰痛、胫酸，所为阳中雾露之气，故曰清邪中上。浊邪中下，阴气为栗，足膝逆冷，便溺妄出。表气微虚，里气微急，三焦相溷，内外不通；上焦怫郁，藏气相熏，口烂蚀断也。中焦不治，胃气上冲，脾气不转，胃中为浊，荣卫不通，血凝不流。若卫气前（不）通者，小便赤黄，与热相搏，因热作使，游于经络，出入藏府，热气所过，则为痈脓。若荣气前（不）通者，阳气厥微，阴无所使，客气内入，嚏而出之，声嗢咽塞，寒厥相逐，为热所拥，血凝自下，状如豚肝。阴阳俱厥，脾气孤弱，五液注下；下焦不阖，清便下重，令便数难，脐筑漱痛，命将难全。脉阴阳俱紧者，口中气出，唇口干燥，蜷卧足冷，鼻中涕出，舌上胎滑，勿妄治也。到七日以来，其人微发热，手足温者，此为欲解；或到八日以上，反大发热者，此为难治。设使恶寒者，必欲呕也；腹内痛者，必欲利也"。杨栗山说此"乃论温病所从入之门，变证之总……人未之识耳[2]。"由此可知，张仲景将"上焦"作表、"下焦"作里，"清邪"伤表部阳分，"浊邪"伤里部阴分。由于表、里皆病导致三焦混乱，内外不通。三焦本体在胃脘，"里气不守""里气微急"，三焦相火受伤而"阴气为栗，足膝逆冷，便溺妄出"，乃《伤寒论·辨脉法》所说"形冷、恶寒者，此三焦伤也"，实乃三焦相火衰。于是阴火和客气之火伤表在上，故云"上焦怫郁，脏气相熏，口烂蚀断也"。湿流于下，故云"脾气弧弱，五液注下，下焦不阖，清便下重，令便数难，脐筑漱痛，命将难全"，"设使恶寒者，必欲呕也；腹内痛者，必欲利也"。营卫出中焦，三焦相火伤，不能腐熟水谷则营卫伤，卫气伤则不通，"小便赤黄，与热相搏，因热作使，游于经络，出入藏府，热气所过，则为痈脓"；营气不通，"客气内入，嚏而出之，声嗢咽塞，寒厥相逐，为热所拥，血凝自下，状如豚肝"。此种表里上中下焦俱病，则"口中气出，唇口干燥（脾主口唇），蜷卧足冷（脾主四肢），鼻中涕出，舌上胎滑，勿妄治也"。若到七日阳气来复，"其人微发热，手足温者，此为欲解"；如到八日阳气不来复，"反大发热者，此为难治"。

火热郁肺而上焦受伤，即是"清邪中上"。寒湿下流而阴分受伤，即是"浊邪中下"，"阴中于邪，必内栗也"，此三焦定位之邪也。中上之清邪是"雾露之气"，中下浊邪是寒湿之气，非风寒暑湿燥火六气，此乃杂气也。上中下受邪，"三焦相溷，内外不通"，于是百病生焉。

此种冬温疫病可以分为两大类：一类是寒湿伤表而肺热；一类是寒湿伤表里而肺热。寒湿伤人阳气，在春夏厥阴、少阳、太阳阳仪系统，为伤寒。火热伤人阴气，在秋冬阳明、太阴、少阴阴仪系统，为温病。无论是伤寒，还是温病，首伤其表，故多太阳阳明合病、并病，三阳合病，少阳阳明合病，少阳太阳合病，少阳太阴合病，太阴阳明合病等。

杨栗山在《伤寒瘟疫条辨·表证》说："在伤寒，风寒外入，但有一毫表证，自当发汗解肌消散而愈……在温病，邪热内攻，凡见表证，皆里证郁结浮越于外也，虽有表证实无表邪，断无发汗之理。故伤寒以发表为先，温病以清里为主，此一着最为紧要关隘[2]。"此说虽精，但不适合于冬温，冬温本是寒热错杂之病，既有寒湿伤表证，又有火热伤里证，温病初起也需发汗，需要寒热表里双解矣。冬温疫病表里两感，病急多危，故张仲景言伤寒有两感不治之证，两感疫病更难治矣。

由于各医师水平不一，因对本次冬温有见寒湿者称作寒湿疫，有见肺有火热者称作温热疫，不明地域、个人体质之差异，实乃中医之悲哀，故有瞎子摸象各陈窥斑之见。

1.3.2　肺伤湿蕴

火热郁肺，一来肺失其常不能通调水道，二来脾失运输，故有水湿聚在里而苔腻，口干不欲饮，特别是到了危重期，就是黄腻苔或黄厚腻苔，形成湿毒阻滞或痰热、痰瘀结聚，人们对此病理认识不到位。自古以来就是湿邪治肺，千古定论，一是燥胜湿，二是通调水道，虽有水湿聚里，不能说是寒湿直中三阴。阴雨寒湿雾露在表则表寒，会产生两种病理变化，一是郁遏阳气散发，出现恶寒发热，如麻黄汤、大青龙汤、越婢汤证等；二是伤阳气导致阳虚生湿，会导致阴湿、湿毒，如桂枝汤、小建中汤、桂枝甘草汤证、苓桂术甘汤、五苓散等，甚则导致寒湿证，如四逆汤、参附证等。火热在里，也会产生两种病理变化，一是火热炽盛，可至火极动风；二是火热伤阴津液，阴虚动风。在冬温疫病中，两者同病，互不分离，只有偏轻偏重标本缓急而已，方药必须两兼。

1.3.3　心肺脾三本俱伤

从《素问·六元正纪大论》论瘟疫病因看，离不开君火相火，二火通心，所以杨栗山说："温病要得主脑，辟如温气充心，心经透出邪火，横行嫁祸，乘其瑕隙亏损之处，出现无穷怪状，令人无处下手，要其用药，只在泻心经之邪火为君，而余邪自退。每见人有肾元素虚，或适逢淫欲，一值温病爆发，邪陷下焦，气道不施，以致便闭腹胀，至夜发热，以导赤、五苓全然不效，一投升降、双解而小便如注。又一隅之亏，邪乘宿损，如头风痛，腰腿痛，心痛，腹痛，痰火喘嗽，吐血便血，崩带淋沥之类，皆可作如是观。大抵邪行如水，唯注者受之，一着温病，旧病必发，治法当先主温病，温邪退，而旧日之病不治自愈矣。"[2]笔者再补之说，寒邪太过则伤心，《素问·气交变大论》说："寒气流行，邪害心火。"《素问·至真要大论》说："寒淫所胜……病本于心。"火通心，寒伤心，两伤其心，且火克肺，肺失其常，则脾不能运输而聚水湿，心肺脾三本俱伤，神气不生，气血错乱，营卫不通，君主不明，其危殆在即矣。《伤寒论·伤寒例》曾说"荣卫不行，腑脏不通，则死矣"。

终之气的主气伤心阳，阴雨时寒伤心阳卫表，客气相火郁肺三焦腠理，肺有火热致燥，是火燥，不能只言肺燥，因为燥之本是寒凉，言肺燥容易让人误认为是肺寒。

1.3.4 神伤病危

己亥年的冬温疫病以肺脾病变为中心，《素问·六节藏象论》说肺吸天之五气和脾纳地之五味而生神，今肺脾皆伤，难以生神，营卫血气虚衰，心无神舍，心血亏损，心主不明，危在旦夕矣。

2 易感人群

从目前收治的病例看，素有阴火之人，常有脾气虚，心肺阴火，湿流下的阳虚三联证的人，最易感受新冠肺炎病毒。因同气相求，客气之相火易入肺，寒湿易入脾胃，而且客气火伤阴本亦犯肺，寒湿伤阳在表。2019 年冬温，岁运脾土不及则脾胃虚，脾胃土主百骸，主生营卫，主十二经之海冲脉，脾胃土伤，无分经络，毒邪流行，随虚而陷，最难预测。此疫病，外、上有火热阴雨雾露之邪，内有脾伤蕴湿，内外兼病。

3 发病地区

笔者在 2006 年出版的《疫病早知道——五运六气大预测》一书中汇总 3000 年己巳己亥年疫病爆发地区见下图[4]。

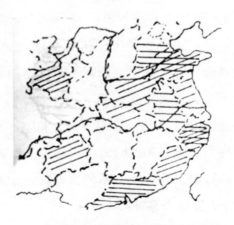

己巳己亥年疫病爆发地区预测图

下面是新冠肺炎爆发的地区图（截至 2020 年 02 月 10 日 17：31）。

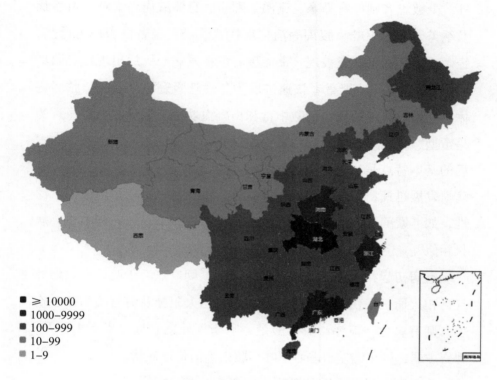

新冠肺炎爆发的地区图

这幅己亥年新冠肺炎重病区与上面 3000 年统计己亥年发病区基本一致。不过在古代交通不便，流动人口外出疫区少，故疫病区集中，现在交通发达，外出疫病区的人口多，所以看似疫病地区广。

4 新冠肺炎证候分析

前文讲了本次新冠肺炎疫病病机的病位、病因、病性和病机，现分析其证候。

本次疫病——新冠肺炎早期除以发热、乏力、干咳为主要表现外，少数患者则伴有鼻塞、流涕、咽痛、身体酸痛等上呼吸道症状及纳差、恶心呕吐、腹泻等消化道症状。轻型患者仅表现为低热、轻微乏力等，无肺炎表现。重症患者多在发病一周后出现呼吸困难和/或低氧血症，严重者快速进展为急性呼吸窘迫综合征、脓毒症休克、难以纠正的代谢性酸中毒和出凝血功能障碍等。值得注意的是重型、危重型患者病程中可为中低热，甚至无明显发热。可知本病的基本特点是：第一是以发热、干咳、乏力为基本症状；第二是病情发展迅速，传染性强，很快就进入重症期；第三是传染的广泛性，如《素问·刺法论》说"五疫之至，皆相染易，无问大小，病状相似"。

本病初起相火犯肺，火燥病位在肺，则发热、干咳；火热伤肺气，相火通三焦伤三焦元气，故乏力。相火犯肺及时有阴雨寒湿伤表，则有鼻塞、流涕、身体酸楚、咽痛等外感表证。岁运土不及，脾胃虚弱，则见纳差、恶心呕吐、腹泻等消化道症状。

从五运六气理论看冬温病因，离不开君火相火，二火通心，所以杨栗山说："温病要得主脑，辟如温气充心，心经透出邪火，横行嫁祸，乘其瑕隙亏损之处，出现无穷怪状，令人无处下手，要其用药，只在泻心经之邪火为君，而余邪自退"。[2]笔者又补之说，寒邪太过，必伤心阳。《素问·气交变大论》说："寒气流行，邪害心火。"《素问·至真要大论》说："寒淫所胜……病本于心。"火通心，寒伤心，两伤其心，且火克肺，肺失其常，一来肺不通调水道，二来脾不能运输而聚水湿，气血错乱，营卫不通，君主不明，其危殆在即矣。肺间质在三焦腠理，肺间质为气血交换之处，三焦相火伤肺间质，肺间质伤则出现呼吸困难和／或低氧血症，严重者快速进展为急性呼吸窘迫综合征、脓毒症休克、难以纠正的代谢性酸中毒和出凝血功能障碍等。脓毒症似是中医之肺痈，即苇茎汤证。

总之，"清邪"在上在表伤心肺，伤肺则绝呼吸动力源。"浊邪"在里伤脾胃，脾胃伤则营卫不通，营卫不通则百骸病矣；肺伤不能吸纳风寒暑湿燥火天气，脾伤不能摄纳地之五味，心肺脾三本俱伤，神气不生，形神分离则死[5]。

5 治疗

新冠肺炎冬温疫病生于五运六气，以气、运为病变中心，治疗自当以气、运为基础，其基础病因是五运六气中客气少阳三焦相火在泉和岁运土不及，《黄帝内经》说少阳相火在泉治以咸寒，土运不及用甘和，火郁于肺要用辛凉，所以基础方要扶助脾胃正气，透热清肺以祛邪，用药当以辛咸寒透热清散和温健脾胃为主，基础方当以竹叶石膏汤和苇茎汤、升麻鳖甲汤为主。《伤寒论》以大小白虎汤治相火太过，竹叶石膏汤是大白虎汤，竹叶石膏透清火热，火热伤阴用麦冬，伤气用人参，温中补脾用甘和的炙甘草粳米，化痰降逆用半夏，加以咸寒解毒之鳖甲升麻。用苇茎汤，一来防其脓毒肺，二来恢复肺的宣发肃降功能，芦根清透肺热养阴宣肺，瓜子仁薏苡仁清热化痰排脓，并肃降腑道，桃仁化瘀。

在基础方的基础上，可随地域地气、时气、个人体质、宿病加减应用，或加解表，如外有阴雨寒湿雾露伤表则加辛温解表药，伤心阳则加扶助心阳药，或加温中芳化，或加温化利湿等，或知犯何逆，"谨守病机，随证治之"。若用一方通治，贻害无穷。

因为新冠肺炎是两感疫病，以开始就应该用基础方加减双解表里，或选用刘河间防风通圣散（杨栗山改名双解散）、杨栗山增损双解散。

治疫病当以人为主体，自然环境为客体，病邪侵入人体扰乱内环境，所以当以驱逐邪气为第一关隘，只不过是伤寒以辛温逐邪、温病以辛凉逐邪而已。

6 结语

根据本次新冠肺炎源于五运六气的特点，笔者从五运六气角度探析了新冠肺炎的病因病机及其症状，认为此次冬温新冠肺炎是杂气病，是阴阳表里两感疫病，以后天二本肺脾为病变中心，肺为核心，是肺失常导致水湿结聚形成腻苔，肺天脾地伤，气味不纳，神气不生，形神不合，而病危重。笔者根据新冠肺炎疫病这种特点，提出治疗方案当以相火郁肺为核心，建立以竹叶石膏汤、苇茎汤、升麻鳖甲汤为基础方，在基础方的基础上，可随地域地气、时气、个人体质、宿病加减应用，知犯何逆，"谨守病机，随证治之"。若用一方通治，则贻害无穷。强调扶正祛邪，但以驱逐邪气为第一要义。

参考文献

［1］吴又可.温疫论译注［M］.曹东义校注.北京：中医古籍出版社，2004.

［2］杨栗山.伤寒瘟疫条辨［M］.王致谱校点.福州：福建科学技术出版社，2010.

［3］吴鞠通.温病条辨［M］.北京：人民卫生出版社，1972.

［4］田合禄，周晋香，田蔚.疫病早知道——五运六气大预测［M］.太原：山西科学技术出版社，2006：235.

［5］田合禄.内经真原——还原内经原创理论体系［M］.北京：中国中医药出版社，2019.